考研神器中医综合速记系列图书

考研神器中医综合速记填空本

中医诊断学

田磊◎编著

U0273466

中国中医药出版社
·北　京·

图书在版编目（CIP）数据

考研神器中医综合速记填空本.中医诊断学 / 田磊
编著 .—北京：中国中医药出版社，2020.3
（考研神器中医综合速记系列图书）
ISBN 978- 7 - 5132 - 6086 - 2

Ⅰ.①考…　Ⅱ.①田…　Ⅲ.①中医诊断学—研究
生—入学考试—自学参考资料　Ⅳ.① R2

中国版本图书馆 CIP 数据核字（2020）第 006306 号

中国中医药出版社出版

北京经济技术开发区科创十三街 31 号院二区 8 号楼
邮政编码　100176
传真　010-64405750
三河市同力彩印有限公司印刷
各地新华书店经销

开本 880×1230　1/64　印张 2.25　字数 96.8 千字
2020 年 3 月第 1 版　2020 年 3 月第 1 次印刷
书号　ISBN 978 - 7 - 5132 - 6086 - 2

定价　19.00 元
网址　www.cptcm.com

社 长 热 线　010-64405720
购 书 热 线　010-89535836
侵 权 打 假　010-64405753

微信服务号　zgzyycbs
微商城网址　https：//kdt.im/LIdUGr
官方微博　http：//e.weibo.com/cptcm
天猫旗舰店网址　https：//zgzyycbs.tmall.com
如有印装质量问题请与本社出版部联系（010-64405510）
版权专有　侵权必究

考研神器中医综合速记系列图书
编委会

主　编　　田　磊

副主编　　张　峦　　郭琛英　　曹粟满
　　　　　刘　婷

编　委　　胡丽鸽　　张　超　　田泾市
　　　　　艾丹丹　　姚　梦　　杨睿萱
　　　　　朱啊荣　　居传水　　胡振举
　　　　　胡月玲　　王军燕　　王孝友
　　　　　王军峰　　胡春萍　　胡爱玲
　　　　　田四杠　　郝欣茶

编写说明

　　"中医综合"是全国硕士研究生入学考试统考科目之一，是为高等院校和科研院所招收中医药专业硕士研究生而设置的具有选拔性质的考试科目。考察知识面极广，出题思路灵活，试题难度很大。

　　对于广大考生而言，记忆无疑是复习过程中令人望而生畏却又不得不跨越的一道难关。"中医综合"考查的内容中包含大量的记忆性知识点。特别是中药学、方剂学、针灸学等科目，其学科特点要求学习者需准确背诵大量内容，素有"针药剂，真要记"的戏称。

　　面对这样的难关，许多考生产生了拖延心理，妄图通过突击来快速冲关。然而事实告诉我们，考前突击这些基础内容并不能达到理想的效果，且没有中药学、方剂学这些科目作为扎实的基础，临床科目的复习也会受到影响，更何谈在激烈的竞争中脱颖而出，成为一名研究生。

　　为了帮助大家解决记忆难的问题，我们编写了这套考研神器中医综合速记系列图书。本丛书具备以下四大优点：

1.浓缩大纲菁华，以填空的形式，突出重点内容，边记边背，可念可测，背练合一，事半功倍。

2.一科一本，随用随记，符合"分散记忆，不断重复"的科学记忆方法。

3.尺寸袖珍，便于携带，能够整合学习者的零碎时间。

4.以歌诀、趣记、表格等多种形式帮助记忆。

滴水石穿非一日之功，冰冻三尺非一日之寒。医学的道路中少有捷径，每日积累，夯实基础，才是指向目标的通衢大道。

田磊

2020 年 1 月

目 录

上篇 四诊

下篇 辨证

绪 论

1. 中医诊察疾病的基本原理

_____、_____、以常达变。

2. 中医诊断疾病的基本原则

整体审察、_____、_____。

绪　论

1. 中医诊察疾病的基本原理

司外揣内、见微知著、以常达变。

2. 中医诊断疾病的基本原则

整体审察、四诊合参、病证结合。

上篇 四 诊

第一章 望 诊

第一节 全身望诊

一、望神

1. 得神（有神）

____的表现；或主病轻浅，预后____。

2. 少神（神气不足）

脏腑精气____。

3. 失神（无神）

（1）正虚失神

多见于_____，属病重，预后_____。

（2）邪盛失神

提示____亢盛；或____亢盛；或肝风夹痰。可见于____危重病者，预后不良。

4. 假神

假神又称"_____""_____"。提示脏腑精气耗竭，阴阳即将离决，属病危。

5. 神乱（神智异常）

（1）癫

低落淡漠，痴呆自语。多因情志内伤，_____，蒙闭心神，或先天不足，脑神虚损。

（2）狂

狂躁乱动，言行异常。多因暴怒伤肝，_____，或心肝火盛，形神失控。

上篇 四 诊

第一章 望 诊

第一节 全身望诊

一、望神

1. 得神（有神）

健康的表现；或主病轻浅，预后良好。

2. 少神（神气不足）

脏腑精气轻度损伤。

3. 失神（无神）

（1）正虚失神

多见于慢性久病，属病重，预后不良。

（2）邪盛失神

提示邪气亢盛；或邪热亢盛；或肝风夹痰。可见于急性危重病者，预后不良。

4. 假神

假神又称"回光返照""残灯复明"。提示脏腑精气耗竭，阴阳即将离决，属病危。

5. 神乱（神智异常）

（1）癫

低落淡漠，痴呆自语。多因情志内伤，气郁痰凝，蒙闭心神，或先天不足，脑神虚损。

（2）狂

狂躁乱动，言行异常。多因暴怒伤肝，痰火扰心，或心肝火盛，形神失控。

（3）痫

猝然昏倒，四肢抽搐，目睛上视，口吐白沫，伴有怪叫声，醒后____。多由_____，蒙闭神窍，或颅脑外伤，或先天遗传。

二、望色

1. 常色

中国人正常面色是_____，明润含蓄。

（1）____

是指生来就有，一生基本不变的面色，多与种族和遗传有关。

（2）____

是指受各种非疾病因素影响，面部发生短暂、轻微的色泽变化者。

2. 病色

病色的特点是____。

（1）____

指病色虽显但尚光泽润泽者，多见于新病、____、____，预后良好。

（2）____

指病色显现晦暗枯槁而暴露者，多见于久病、____、____，预后不良。

3. 五色的临床意义

（1）青色

主瘀血、____、痛证、____及肝病。

（2）赤色

主热证、_____。

（3）痫

猝然昏倒，四肢抽搐，目睛上视，口吐白沫，伴有怪叫声，醒后如常。多由肝风夹痰，蒙闭神窍，或颅脑外伤，或先天遗传。

二、望色

1.常色

中国人正常面色是红黄隐隐，明润含蓄。

（1）主色

是指生来就有，一生基本不变的面色，多与种族和遗传有关。

（2）客色

是指受各种非疾病因素影响，面部发生短暂、轻微的色泽变化者。

2.病色

病色的特点是晦暗。

（1）善色

指病色虽显但尚光泽润泽者，多见于新病、轻病、阳证，预后良好。

（2）恶色

指病色显现晦暗枯槁而暴露者，多见于久病、重病、阴证，预后不良。

3.五色的临床意义

（1）青色

主瘀血、寒证、痛证、惊风及肝病。

（2）赤色

主热证、戴阳证。

（3）黄色

主＿＿＿、湿证。

（4）白色

主虚寒、＿＿＿＿＿＿、失血。

（5）黑色

主＿＿＿、寒证、水饮、＿＿＿。

三、望形体

1. 体胖

"胖人多＿虚""肥人＿多""肥人＿多"。

2. 体瘦

"大骨枯槁，大肉陷下"，即西医所谓的"恶病质"。"瘦人多＿虚""瘦人多＿"。

四、望姿态

1. 姿态异常

（1）坐姿

但＿＿＿＿＿，卧则气逆，为咳喘肺胀或饮停胸腹；但＿＿＿＿＿，坐则神疲晕眩，为夺气脱血或见于眩晕病。

（2）卧姿

卧时向外，身轻自能转侧，多属＿证、＿证、＿证；卧时向内，身重难于转侧，多属＿证、＿证、＿证。

2. 动态异常

患者猝然昏倒，不省人事，若伴口眼㖞斜、半身不遂者，见于风中＿＿＿；若无意识障碍，仅见口眼㖞斜、半身不遂者，见于风中＿＿＿。猝倒而口开，手撒遗尿，是＿＿＿＿＿证；牙关紧闭，两手握固，是＿＿＿＿＿证。

（3）黄色

主脾虚、湿证。

（4）白色

主虚寒、气血不足、失血。

（5）黑色

主肾虚、寒证、水饮、血瘀。

三、望形体

1. 体胖

"胖人多气虚""肥人湿多""肥人痰多"。

2. 体瘦

"大骨枯槁，大肉陷下"，即西医所谓的"恶病质"。"瘦人多阴虚""瘦人多火"。

四、望姿态

1. 姿态异常

（1）坐姿

但坐不得卧，卧则气逆，为咳喘肺胀或饮停胸腹；但卧不得坐，坐则神疲晕眩，为夺气脱血或见于眩晕病。

（2）卧姿

卧时向外，身轻自能转侧，多属阳证、热证、实证；卧时向内，身重难于转侧，多属阴证、寒证、虚证。

2. 动态异常

患者猝然昏倒，不省人事，若伴口眼㖞斜、半身不遂者，见于风中脏腑；若无意识障碍，仅见口眼㖞斜，半身不遂者，见于风中经络。猝倒而口开，手撒遗尿，是中风脱证；牙关紧闭，两手握固，是中风闭证。

第二节　局部望诊

一、望头面

（一）望头部

1. 头颅

（1）大颅

多属先天不足，肾精亏损，＿＿＿＿停于脑。

（2）小颅

多因＿＿＿＿＿＿＿不足，颅骨发育不良。

（3）＿＿＿＿

小儿前额左右突出，头顶平坦，颅呈方形。可见于＿＿＿＿＿＿＿、＿＿＿＿＿＿＿等患儿。

2. 囟门

＿＿＿＿呈三角形，在出生后＿＿＿＿个月内闭合。

＿＿＿＿呈菱形，在出生后＿＿＿＿个月时闭合。

（1）＿＿＿＿

即囟门突起，多属实证。

（2）＿＿＿＿

即囟门凹陷，多属虚证。

（3）＿＿＿＿

即囟门迟闭，多属虚证。多见于＿＿＿＿＿＿＿。

3. 头发

（1）发色

发黄干枯，稀疏易落，多属＿＿＿＿＿＿＿，可见于慢性虚损患者或大病之后。

第二节 局部望诊

一、望头面

（一）望头部

1. 头颅

（1）大颅

多属先天不足，肾精亏损，水停于脑。

（2）小颅

多因先天肾精不足，颅骨发育不良。

（3）方颅

小儿前额左右突出，头顶平坦，颅呈方形。可见于佝偻病、先天性梅毒等患儿。

2. 囟门

后囟呈三角形，在出生后 2～4 个月内闭合。

前囟呈菱形，在出生后 12～18 个月时闭合。

（1）囟填

即囟门突起，多属实证。

（2）囟陷

即囟门凹陷，多属虚证。

（3）解颅

即囟门迟闭，多属虚证。多见于小儿佝偻病。

3. 头发

（1）发色

发黄干枯，稀疏易落，多属精血不足，可见于慢性虚损患者或大病之后。

（2）发质

小儿发结如穗，枯黄无泽，伴见面黄肌瘦，多为＿＿＿病。

（3）脱发

突然片状脱发，显露圆形或椭圆形光亮头皮，称为＿＿＿＿，多为＿＿＿＿所致。

（二）望面部

1. 面形异常

（1）面肿

眼睑、颜面先肿，发病较急者为＿＿＿，多由＿＿＿＿＿、肺失宣降所致；足部、下肢先肿，发病较缓者为＿＿、多由＿＿＿＿，水湿泛滥所致。

（2）腮肿

一侧或两侧腮部以耳垂为中心肿起，边缘不清，局部灼热疼痛，多为＿＿＿，多见于儿童，属传染病。若颧下颌上耳前发红肿起，伴有寒热、疼痛者，称为＿＿＿，为＿＿＿＿＿所致。

（3）面脱

多见于＿＿＿＿＿的病危阶段。

（4）口眼㖞斜

突发口眼㖞斜而无半身不遂者，称为＿＿＿，为风邪＿＿＿所致；若口角㖞斜兼半身不遂者，则为＿＿＿，多因肝阳化风，风痰阻络所致。

2. 特殊面容

（1）惊恐貌

多见于小儿惊风、＿＿＿等；若遇声、光、风刺激，或闻水声时出现者，多为＿＿＿＿。

（2）发质

小儿发结如穗，枯黄无泽，伴见面黄肌瘦，多为疳积病。

（3）脱发

突然片状脱发，显露圆形或椭圆形光亮头皮，称为斑秃，多为血虚受风所致。

（二）望面部

1. 面形异常

（1）面肿

眼睑、颜面先肿，发病较急者为阳水，多由外感风邪，肺失宣降所致；足部、下肢先肿，发病较缓者为阴水，多由脾肾阳虚，水湿泛滥所致。

（2）腮肿

一侧或两侧腮部以耳垂为中心肿起，边缘不清，局部灼热疼痛，多为痄腮，多见于儿童，属传染病。若颧下颌上耳前发红肿起，伴有寒热、疼痛者，称为发颐，为阳明热毒上攻所致。

（3）面脱

多见于慢性病晚期的病危阶段。

（4）口眼㖞斜

突然口眼㖞斜而无半身不遂者，称为口僻，为风邪中络所致；若口角㖞斜兼半身不遂者，则为中风，多因肝阳化风，风痰阻络所致。

2. 特殊面容

（1）惊恐貌

多见于小儿惊风、瘿瘤等；若遇声、光、风刺激，或闻水声时出现者，多为狂犬病。

（2）苦笑貌

_____的特殊征象。

（3）____

面部肌肉出现斑块、结节，浸润性隆起，使面部凹凸不平，犹如狮子面容，常伴见鼻骨塌陷，眉毛、头发脱落等症，见于_____。

二、望五官

（一）望目

1. 五轮学说

瞳仁属__，称为____；黑睛属__，称为____；两眦及血络属__，称为____；白睛属__，称为____；眼睑属__，称为____。

2. 目色

（1）目赤肿痛

多属____证。

（2）白睛发黄

为_____的主要标志。

（3）目眦淡白

多属____。

（4）目胞色黑

多属____。

（5）黑睛灰白混浊

称为_____，属外障眼病，有虚实之分。

3. 目形

（1）目胞浮肿

多为____的先兆和常见表现。

（2）眼眶凹陷

为_____或气血虚衰之症。

（2）苦笑貌

破伤风的特殊征象。

（3）狮面

面部肌肉出现斑块、结节，浸润性隆起，使面部凹凸不平，犹如狮子面容，常伴见鼻骨塌陷，眉毛、头发脱落等症，见于麻风病。

二、望五官

（一）望目

1. 五轮学说

瞳仁属肾，称为水轮；黑睛属肝，称为风轮；两眦及血络属心，称为血轮；白睛属肺，称为气轮；眼睑属脾，称为肉轮。

2. 目色

（1）目赤肿痛

多属实热证。

（2）白睛发黄

为黄疸病的主要标志。

（3）目眦淡白

多属血虚。

（4）目胞色黑

多属肾虚。

（5）黑睛灰白混浊

称为目生翳，属外障眼病，有虚实之分。

3. 目形

（1）目胞浮肿

多为水肿的先兆和常见表现。

（2）眼眶凹陷

为伤津脱液或气血虚衰之症。

（3）眼球突出

多为____或瘿病之候。

（4）胞睑红肿

若睑缘肿起结节如麦粒，红肿较轻者，称为____；若胞睑漫肿，红肿较重者，称为____。皆为风热邪毒或_____上攻于目所致。

4.目态

（1）瞳孔缩小

瞳孔直径小于____，多属____所致。

（2）瞳孔散大

瞳孔直径大于____，对光反射迟钝或消失，提示_____。瞳孔散大，也可见于_____（青光眼）。____逐渐散大，多见于中风、颅脑外伤、颅内肿瘤等危重患者。

（3）目睛凝视

两眼固定前视者，称_____，伴神志昏迷，为脏腑精气将绝，病危。固定上视者，称_____；固定侧视者，称_____。二者均为_____，牵引目系所致。目睛斜视也可因_____或先天禀赋所致。

（4）闭目障碍

双目闭合障碍，多为____；单侧闭合障碍，多为_____；小儿睡时露睛，常见于吐泻伤津和_____的患儿。

（5）胞睑下垂

又称____。双睑下垂，多为_____，脾肾亏虚；单睑下垂，多因_____或外伤。

（二）望耳

1.色泽

耳轮干枯焦黑，多属_____；小儿耳背有红络，多为_____的先兆。

（3）眼球突出

多为肺胀或瘿病之候。

（4）胞睑红肿

若睑缘肿起结节如麦粒，红肿较轻者，称为针眼；若胞睑漫肿，红肿较重者，称为眼丹。皆为风热邪毒或脾胃蕴热上攻于目所致。

4.目态

（1）瞳孔缩小

瞳孔直径小于2mm，多属中毒所致。

（2）瞳孔散大

瞳孔直径大于5mm，对光反射迟钝或消失，提示病情危重。瞳孔散大，也可见于青风内障（青光眼）。瞳孔逐渐散大，多见于中风、颅脑外伤、颅内肿瘤等危重患者。

（3）目睛凝视

两眼固定前视者，称瞪目直视，伴神志昏迷，为脏腑精气将绝，病危。固定上视者，称戴眼反折；固定侧视者，称横目斜视。二者均为肝风内动，牵引目系所致。目睛斜视也可因外伤目系或先天禀赋所致。

（4）闭目障碍

双目闭合障碍，多为瘿病；单侧闭合障碍，多为风中面络；小儿睡时露睛，常见于吐泻伤津和慢脾风的患儿。

（5）胞睑下垂

又称睑废。双睑下垂，多为先天不足，脾肾亏虚；单睑下垂，多因脾气虚衰或外伤。

（二）望耳

1.色泽

耳轮干枯焦黑，多属肾精亏耗；小儿耳背有红络，多为出麻疹的先兆。

2. 耳道

若外伤后耳道流血水，多为_____，属病危。耳道内生赘物，称为____，多因湿热痰火上逆，气血瘀滞耳道而成。

（三）望鼻

1. 形态

鼻头或鼻翼生红色粉刺，称为_____，多因_____，侵入血络所致。鼻柱溃陷，多为____、____恶候。

2. 鼻道

鼻久流腥臭脓涕而不愈者，称为____。鼻腔出血，称为____。

（四）望口腔

1. 望口

（1）形色

小儿口腔、舌上满布片状白屑，称为____，多因____，上熏口舌所致。

（2）动态

____，即口开不闭，气直不入，为肺肾之气将绝，属病危；____，即口闭难开，牙关紧急，多为肝风内动，筋脉拘急所致，可见于中风、痫病、惊风等；____，即口唇紧聚，为邪正交争所致，多见于新生儿脐风或破伤风；____，即口角歪斜，多为风痰阻络所致，常见于中风患者；____，即战栗鼓颔，口唇振摇，多为阳衰寒盛或邪正剧争所致，可见于外感寒邪，温病、伤寒欲作战汗，或疟疾发作时；____，即频繁开合或口角掣动，前者多为胃气虚弱，后者多属动风之象。

2.耳道

若外伤后耳道流血水，多为颅底骨折，属病危。耳道内生赘物，称为耳痔，多因湿热痰火上逆，气血瘀滞耳道而成。

（三）望鼻

1.形态

鼻头或鼻翼生红色粉刺，称为酒齄鼻，多因肺胃蕴热，侵入血络所致。鼻柱溃陷，多为梅毒、麻风恶候。

2.鼻道

鼻久流腥臭脓涕而不愈者，称为鼻渊。鼻腔出血，称为鼻衄。

（四）望口腔

1.望口

（1）形色

小儿口腔、舌上满布片状白屑，称为鹅口疮，多因心脾积热，上熏口舌所致。

（2）动态

口张，即口开不闭，气直不入，为肺肾之气将绝，属病危；口噤，即口闭难开，牙关紧急，多为肝风内动，筋脉拘急所致，可见于中风、痫病、惊风等；口撮，即口唇紧聚，为邪正交争所致，多见于新生儿脐风或破伤风；口㖞，即口角㖞斜，多为风痰阻络所致，常见于中风患者；口振，即战栗鼓颔，口唇振摇，多为阳衰寒盛或邪正剧争所致，可见于外感寒邪，温病、伤寒欲作战汗，或疟疾发作；口动，即频繁开合或口角掣动，前者多为胃气虚弱，后者多属动风之象。

2. 望唇

（1）色泽

唇色呈樱桃红，多见于_____。

（2）形态

久患者人中沟变平，口唇翻卷不能覆齿，古称"_____"，为_____之危象。

3. 望齿

（1）色泽及润燥

燥如枯骨，见于____晚期。牙齿枯黄脱落，见于久病，多为____。均属病重。

（2）动态

咬牙龄齿，多为_____；睡中龄齿，多因胃热、____或_____所致，亦可见于正常人。

4. 望龈

形态

齿龈出血，称为____；齿龈溃烂，流腐臭血水，甚则唇腐齿落，称为____，多因_____之邪，积毒上攻所致。

5. 望咽喉

可以诊察__、__、__的病变。

（1）色泽

咽部嫩红，微痛反复，多由_____，虚火上炎所致；咽部淡红漫肿，多为_____所致。

（2）形态

1）肿胀

咽部一侧或两侧喉核红肿疼痛，形如乳头，甚者溃烂有黄白色脓点，称为____，属肺胃热盛，或虚火上炎。

2. 望唇

（1）色泽

唇色呈樱桃红，多见于煤气中毒。

（2）形态

久患者人中沟变平，口唇翻卷不能覆齿，古称"人中满唇反"，为脾气将绝之危象。

3. 望齿

（1）色泽及润燥

燥如枯骨，见于温热病晚期。牙齿枯黄脱落，见于久病，多为骨绝。均属病重。

（2）动态

咬牙龂齿，多为热极生风；睡中龂齿，多因胃热、虫积或消化不良所致，亦可见于正常人。

4. 望龈

形态

齿龈出血，称为齿衄；齿龈溃烂，流腐臭血水，甚则唇腐齿落，称为牙疳，多因外感疫疠之邪，积毒上攻所致。

5. 望咽喉

可以诊察肺、胃、肾的病变。

（1）色泽

咽部嫩红，微痛反复，多由肾阴亏虚，虚火上炎所致；咽部淡红漫肿，多为痰湿凝聚所致。

（2）形态

1）肿胀

咽部一侧或两侧喉核红肿疼痛，形如乳头，甚者溃烂有黄白色脓点，称为乳蛾，属肺胃热盛，或虚火上炎。

2）脓液

红肿溃破后出脓黄稠，脓液排出，创面愈合快者，多为＿＿＿证；脓液清稀，排出不尽，创面愈合慢者，多为＿＿＿证。

3）伪膜

伪膜松厚，容易拭去者，病情较＿＿，为＿＿＿＿之邪上壅于咽；若伪膜色灰白，坚韧不易拭去，重剥出血，旋即复生者，称为＿＿＿，属烈性传染病。

三、望颈项

1. 外形

（1）＿＿＿

颈前喉结处有肿块突起，或大或小，或单侧或双侧，可随吞咽上下移动。多因肝郁气滞＿＿＿，或与＿＿＿＿有关。

（2）＿＿＿

颈侧、颌下有肿块如豆，推之可移，累累如串珠状。多由肺肾阴虚，虚火＿＿＿为痰，或外感风火时毒，夹＿结于颈部所致。

（3）颈瘘

颈部痈肿、瘰疬溃破后，久不收口，形成管道，又名＿＿＿。多因痰火久结，气血凝滞，溃破成脓，疮孔不收所致。

2. 动态

（1）项强

若睡醒后项部拘急疼痛不舒，称为＿＿＿＿＿，是睡姿不当，经络气滞所致。

2）脓液

红肿溃破后出脓黄稠，脓液排出，创面愈合快者，多为实热证；脓液清稀，排出不尽，创面愈合慢者，多为虚寒证。

3）伪膜

伪膜松厚，容易拭去者，病情较轻，为肺胃热浊之邪上壅于咽；若伪膜色灰白，坚韧不易拭去，重剥出血，旋即复生者，称为白喉，属烈性传染病。

三、望颈项

1.外形

（1）瘿瘤

颈前喉结处有肿块突起，或大或小，或单侧或双侧，可随吞咽上下移动。多因肝郁气滞痰凝，或与地方水土有关。

（2）瘰疬

颈侧、颌下有肿块如豆，推之可移，累累如串珠状。多由肺肾阴虚，虚火炼液为痰，或外感风火时毒，夹痰结于颈部所致。

（3）颈瘘

颈部痈肿、瘰疬溃破后，久不收口，形成管道，又名鼠瘘。多因痰火久结，气血凝滞，溃破成脓，疮孔不收所致。

2.动态

（1）项强

若睡醒后项部拘急疼痛不舒，称为落枕，是睡姿不当，经络气滞所致。

（2）项软

常见于小儿，为"____"之一。多属先天不足，或后天失养，多见于_____患儿。

四、望胸胁

1. 外形

（1）扁平胸

胸廓前后径不及左右径的____，常见于肺肾阴虚或_____的患者，亦可见于____之人。

（2）桶状胸

常见于____病。

（3）佝偻胸

____、_____、肋如串珠等。

（4）胸廓不对称

一侧胸廓塌陷，多见于____、肺部手术后等患者；一侧胸廓膨隆，多见于_____、气胸等患者。

（5）乳痈

多因肝气不舒，_____，或外感邪毒所致。

2. 呼吸

（1）形式异常

若两侧胸部呼吸不对称，可见于____、____、肺肿瘤等。

（2）时间异常

____时间延长，可见于急喉风、白喉重证等；____时间延长，可见于哮喘、肺胀等。

（3）节律异常

呼吸不齐，表现为由浅渐深，再由深渐浅，以至暂停，往返重复，或呼吸与暂停交替出现，皆为_____之象，属病重。

（2）项软

常见于小儿，为"五软"之一。多属先天不足，或后天失养，多见于佝偻病患儿。

四、望胸胁

1.外形

（1）扁平胸

胸廓前后径不及左右径的一半，常见于肺肾阴虚或气阴两虚的患者，亦可见于形瘦之人。

（2）桶状胸

常见于肺胀病。

（3）佝偻胸

鸡胸、漏斗胸、肋如串珠等。

（4）胸廓不对称

一侧胸廓塌陷，多见于肺痿、肺部手术后等患者；一侧胸廓膨隆，多见于悬饮病、气胸等患者。

（5）乳痈

多因肝气不舒，胃热壅滞，或外感邪毒所致。

2.呼吸

（1）形式异常

若两侧胸部呼吸不对称，可见于悬饮、肺痿、肺肿瘤等。

（2）时间异常

吸气时间延长，可见于急喉风、白喉重证等；呼气时间延长，可见于哮喘、肺胀等。

（3）节律异常

呼吸不齐，表现为由浅渐深，再由深渐浅，以至暂停，往返重复，或呼吸与暂停交替出现，皆为肺气衰竭之象，属病重。

五、望腹部

1. 腹部膨隆

若腹部胀满，周身俱肿者，多属水肿病，为____、____、____三脏功能失调。

2. 腹部凹陷

指仰卧时前腹壁明显低于胸骨至耻骨中点连线，亦称____。见于新病，多为津液大伤；若见于久病，属病危之象。

3. 青筋暴露

见于____重证。

4. 腹壁突起

腹壁有半球状物突起，多发于脐孔、腹正中线、腹股沟等处，每于直立或用力后发生，多属____。

六、望腰部

1. 外形

（1）脊柱后弯

驼背或龟背，多由_____，或脊椎疾患，亦可见于脊柱外伤或老年人。

（2）脊柱侧弯

多由小儿发育期坐姿不良所致。

（3）____

指患者极度消瘦，以致脊骨突出似锯，为脏腑精气极度亏损之象，见于慢性重病。

2. 动态

（1）角弓反张

常见于肝风内动、_____等患者，为筋脉拘急之象。

五、望腹部

1. 腹部膨隆

若腹部胀满，周身俱肿者，多属水肿病，为肺、脾、肾三脏功能失调。

2. 腹部凹陷

指仰卧时前腹壁明显低于胸骨至耻骨中点连线，亦称舟状腹。见于新病，多为津液大伤；若见于久病，属病危之象。

3. 青筋暴露

见于鼓胀重证。

4. 腹壁突起

腹壁有半球状物突起，多发于脐孔、腹正中线、腹股沟等处，每于直立或用力后发生，多属疝气。

六、望腰部

1. 外形

（1）脊柱后弯

驼背或龟背，多由肾气亏虚，或脊椎疾患，亦可见于脊柱外伤或老年人。

（2）脊柱侧弯

多由小儿发育期坐姿不良所致。

（3）脊疳

指患者极度消瘦，以致脊骨突出似锯，为脏腑精气极度亏损之象，见于慢性重病。

2. 动态

（1）角弓反张

常见于肝风内动、破伤风等患者，为筋脉拘急之象。

（2）腰部拘急

多因_____，腰部脉络拘急，或跌仆闪挫，局部气滞血瘀所致。

七、望四肢

1. 外形

（1）四肢肿胀

见于____病。

（2）四肢萎缩

多因气血亏虚（尤其是_____）或经络闭阻，肢体失养所致。

（3）膝部肿大

若膝部肿大，股胫消瘦，形如鹤膝，称为_____，多因寒湿久留，气血亏虚所致。

（4）下肢畸形

_____（"O"形腿或罗圈腿）、_____（"X"形腿）、足内翻、足外翻，皆为先天亏虚，肾气不充，或后天失养，发育不良所致。

（5）青筋暴露

多因寒湿内侵，或_____所致。

（6）手指畸形

杵状指（趾），多由久病咳喘，____虚损，痰瘀互结所致。

2. 动态

（1）手足颤动

多由血虚筋脉失养或_____所致，亦或为____先兆。

（2）腰部拘急

多因寒湿内侵，腰部脉络拘急，或跌仆闪挫，局部气滞血瘀所致。

七、望四肢

1. 外形

（1）四肢肿胀

见于水肿病。

（2）四肢萎缩

多因气血亏虚（尤其是脾气虚）或经络闭阻，肢体失养所致。

（3）膝部肿大

若膝部肿大，股胫消瘦，形如鹤膝，称为鹤膝风，多因寒湿久留，气血亏虚所致。

（4）下肢畸形

膝内翻（"O"形腿或罗圈腿）、膝外翻（"X"形腿）、足内翻、足外翻，皆为先天亏虚，肾气不充，或后天失养，发育不良所致。

（5）青筋暴露

多因寒湿内侵，或瘀血阻络所致。

（6）手指畸形

杵状指（趾），多由久病咳喘，心肺虚损，痰瘀互结所致。

2. 动态

（1）手足颤动

多由血虚筋脉失养或饮酒过度所致，亦或为动风先兆。

（2）手足蠕动

多因_____，筋脉失养，虚风内动所致。

（3）手足拘急

多因_____或气血亏虚，筋脉失养所致。

（4）四肢抽搐

多见于_____、_____、中风等。

（5）肢体痿废

单侧上、下肢痿废不用者，称为_____，见于__
__；若双下肢痿废不用，见于____患者，多由腰脊外伤，
瘀血阻络所致。

八、望二阴

1. 望前阴

（1）外阴肿胀

阴肿而不痒不痛者，见于严重____病。阴囊肿胀，
多为____，多由____、____、湿热、气虚或_____
所致。

（2）阴部湿疹

男女阴部瘙痒灼热，甚者红肿湿烂，浸淫渗液，多
为_____；若日久皮肤粗糙变厚，多为_____之征。

（3）子宫脱垂

又称____、阴茄，多由_____所致。常见于体弱
脾虚或_____之人。

（4）睾丸异常

小儿睾丸过小或触不到，多属先天发育异常，亦可
见于____后遗症。

（2）手足蠕动

多因阴液亏虚，筋脉失养，虚风内动所致。

（3）手足拘急

多因寒邪凝滞或气血亏虚，筋脉失养所致。

（4）四肢抽搐

多见于小儿惊风、破伤风、中风等。

（5）肢体痿废

单侧上、下肢痿废不用者，称为半身不遂，见于中风；若双下肢痿废不用，见于截瘫患者，多由腰脊外伤、瘀血阻络所致。

八、望二阴

1. 望前阴

（1）外阴肿胀

阴肿而不痒不痛者，见于严重水肿病。阴囊肿胀，多为疝气，多由肝郁、寒湿、湿热、气虚或久立远行所致。

（2）阴部湿疹

男女阴部瘙痒灼热，甚者红肿湿烂，浸淫渗液，多为肝经湿热；若日久皮肤粗糙变厚，多为阴虚血燥之征。

（3）子宫脱垂

又称阴挺、阴茄，多由中气下陷所致。常见于体弱脾虚或产后劳伤之人。

（4）睾丸异常

小儿睾丸过小或触不到，多属先天发育异常，亦可见于痄腮后遗症。

2. 望后阴

（1）肛裂

多因热结肠燥或＿＿＿＿＿＿＿＿，大便燥结坚硬，挣努排便而撑裂。

（2）痔疮

生于肛门齿线以内者为＿＿＿＿，生于肛门齿线以外者为＿＿＿＿，内外皆有者为＿＿＿＿＿＿＿＿。

（3）肛痈

多由湿热下注或＿＿＿＿＿＿＿＿而发。

（4）＿＿＿＿

肛痈或痔疮溃后久不敛口，外流脓水，逐渐形成瘘管。病因病机与肛痈、痔疮相同。

（5）脱肛

多由＿＿＿＿＿＿＿＿＿＿＿所致。

九、望皮肤

1. 常见皮肤色泽的异常

（1）皮肤发黄

其黄色鲜明如橘皮色者为＿＿＿＿，多因＿＿＿＿＿＿＿＿而成；黄色晦暗如烟熏者为＿＿＿＿，多因＿＿＿＿＿＿＿＿所致。

（2）皮肤发赤

皮肤发赤，色如涂丹，边缘清楚，灼热肿胀者，称为＿＿＿＿。发于头面者，称为＿＿＿＿＿＿＿；发于腰部者，称为＿＿＿＿＿＿＿＿；发于小腿者，称为＿＿＿＿；发于全身，游走不定者，称为＿＿＿＿＿＿。一般发于上部多由＿＿＿＿＿＿＿所致，发于下部多因＿＿＿＿＿＿＿＿而成，亦有因外伤染毒而引起者。

2. 望后阴

（1）肛裂

多因热结肠燥或阴津不足，大便燥结坚硬，挣努排便而撑裂。

（2）痔疮

生于肛门齿线以内者为内痔，生于肛门齿线以外者为外痔，内外皆有者为混合痔。

（3）肛痈

多由湿热下注或外感热毒而发。

（4）肛瘘

肛痈或痔疮溃后久不敛口，外流脓水，逐渐形成瘘管。病因病机与肛痈、痔疮相同。

（5）脱肛

多由脾虚中气下陷所致。

九、望皮肤

1. 常见皮肤色泽的异常

（1）皮肤发黄

其黄色鲜明如橘皮色者为阳黄，多因湿热蕴蒸而成；黄色晦暗如烟熏者为阴黄，多因寒湿阻遏所致。

（2）皮肤发赤

皮肤发赤，色如涂丹，边缘清楚，灼热肿胀者，称为丹毒。发于头面者，称为抱头火丹；发于腰部者，称为缠腰火丹；发于小腿者，称为流火；发于全身，游走不定者，称为赤游丹。一般发于上部多由风热化火所致，发于下部多因湿热化火而成，亦有因外伤染毒而引起者。

（3）皮肤发黑

色黑而晦暗，多由____虚衰；若色黑而干枯不荣，则属劳伤____。

（4）皮肤白斑

皮肤局部明显变白，斑片大小不等，与正常皮肤界限清楚，无异常感，病程缓慢者，称为____。多因_____，气血失和，血不荣肤。

2.常见皮肤形态的异常

（1）皮肤干燥

多为_____，或_____，肌肤失养，或因外邪侵袭，气血滞涩所致。

（2）肌肤甲错

皮肤干枯粗糙，状若鱼鳞，称为_____。多因_____，肌肤失养所致。

第三节　望排出物

一、望痰

痰稀白量多者，多属____。

痰黄稠结块者，多属____。

痰少黏难咳者，多属____。

痰量多白滑易咳者，属____。

痰中带血或咳血者，多因_____所致。

咳吐脓血痰，气腥臭者，为____，是_____，化腐成脓所致。

（3）皮肤发黑

色黑而晦暗，多由肾阳虚衰；若色黑而干枯不荣，则属劳伤肾精。

（4）皮肤白斑

皮肤局部明显变白，斑片大小不等，与正常皮肤界限清楚，无异常感，病程缓慢者，称为白癜风。多因风湿侵袭，气血失和，血不荣肤。

2. 常见皮肤形态的异常

（1）皮肤干燥

多为津液已伤，或营血亏虚，肌肤失养，或因外邪侵袭，气血滞涩所致。

（2）肌肤甲错

皮肤干枯粗糙，状若鱼鳞，称为肌肤甲错。多因瘀血久停，肌肤失养所致。

第三节 望排出物

一、望痰

痰稀白量多者，多属寒痰。

痰黄稠结块者，多属热痰。

痰少黏难咳者，多属燥痰。

痰量多白滑易咳者，属湿痰。

痰中带血或咳血者，多因火热灼伤肺络所致。

咳吐脓血痰，气腥臭者，为肺痈，是热毒蕴肺，化腐成脓所致。

二、望涎

口流清涎量多者，多因脾胃_____。
口中时吐黏涎者，多因脾胃_____。
口角流涎不止，可见于_____。
小儿口角流涎，涎渍颐下，称_____，多由_____不能摄津所致，亦可见于胃热、_____或消化不良。

三、望涕

鼻流清涕是_____。鼻流浊涕是_____。

四、望呕吐物

呕吐清水，多为_____。
吐出物中夹有消化不全的食物残渣，多属_____。
呕吐黄绿色苦水，多属_____。
呕吐清水痰涎，胃脘有振水声者，为_____。
吐血出血量多，立即吐出，则血色_____；出血量少，蓄积后吐出则血色_____。

五、望大便

大便清稀如水样，多属_____泄泻。
大便黄褐如糜，多属_____泄泻。
大便清稀，完谷不化，多属_____泄泻或_____泄泻。
大便如黏冻，夹有脓血，多属_____。
大便色灰白，溏结不调，多见于_____。
大便干燥结硬，排出困难，属_____。

二、望涎

口流清涎量多者，多因脾胃虚寒。

口中时吐黏涎者，多因脾胃湿热。

口角流涎不止，可见于中风后遗症。

小儿口角流涎，涎渍颐下，称滞颐，多由脾虚不能摄津所致，亦可见于胃热、虫积或消化不良。

三、望涕

鼻流清涕是外感风寒。鼻流浊涕是外感风热。

四、望呕吐物

呕吐清水，多为寒呕。

吐出物中夹有消化不全的食物残渣，多属伤食。

呕吐黄绿色苦水，多属肝胆郁热。

呕吐清水痰涎，胃脘有振水声者，为痰饮。

吐血出血量多，立即吐出，则血色鲜红；出血量少，蓄积后吐出则血色紫暗。

五、望大便

大便清稀如水样，多属寒湿泄泻。

大便黄褐如糜，多属湿热泄泻。

大便清稀，完谷不化，多属脾虚泄泻或肾虚泄泻。

大便如黏冻，夹有脓血，多属痢疾。

大便色灰白，溏结不调，多见于黄疸。

大便干燥结硬，排出困难，属肠道津亏。

便血血色鲜红，包裹在大便表面或在排便前后滴出鲜血者，为＿＿＿；血色紫暗或色黑如柏油，与大便均匀混合者，为＿＿＿。

六、望小便

小便清长，多属＿＿＿证。

小便短黄，多属＿＿＿证。

尿中带血，见于＿＿＿、肾痨、＿＿＿＿＿等疾病，也可因某些化学药物的毒副作用。

尿有砂石，多因湿热内蕴，见于＿＿＿患者。

小便混浊，可见于尿浊、＿＿＿等患者。

第四节　望小儿食指络脉

1. 望食指络脉的方法

小儿食指内侧的＿＿＿浅表静脉，第一节为＿＿＿，第二节为＿＿＿，第三节为＿＿＿。

2. 常见食指络脉异常变化的临床意义

（1）浮沉分＿＿＿

络脉浮露，可见于外感表证。络脉沉隐，可见于外感病的里证阶段或内伤病证。

（2）红紫辨＿＿＿

络脉＿＿＿，多属表证。络脉＿＿＿，多属里热证。络脉＿＿＿，主疼痛、惊风。络脉紫黑，病属＿＿＿。络脉色淡，多见于＿＿＿等。

（3）淡滞定＿＿＿

浓滞增粗，多属＿＿＿、＿＿＿；浅淡变细，分支不显者，多属＿＿＿、＿＿＿。

便血血色鲜红，包裹在大便表面或在排便前后滴出鲜血者，为近血；血色紫暗或色黑如柏油，与大便均匀混合者，为远血。

六、望小便

小便清长，多属虚寒证。

小便短黄，多属实热证。

尿中带血，见于血淋、肾痨、膀胱癌等疾病，也可因某些化学药物的毒副作用。

尿有砂石，多因湿热内蕴，见于石淋患者。

小便混浊，可见于尿浊、膏淋等患者。

第四节　望小儿食指络脉

1. 望食指络脉的方法

小儿食指内侧的桡侧浅表静脉，第一节为风关，第二节为气关，第三节为命关。

2. 常见食指络脉异常变化的临床意义

（1）浮沉分表里

络脉浮露，可见于外感表证。络脉沉隐，可见于外感病的里证阶段或内伤病证。

（2）红紫辨热寒

络脉鲜红，多属表证。络脉紫红，多属里热证。络脉青色，主疼痛、惊风。络脉紫黑，病属重危。络脉色淡，多见于脾虚等。

（3）淡滞定虚实

浓滞增粗，多属实证、热证；浅淡变细，分支不显者，多属虚证、寒证。

（4）三关测____
病情越__，络脉越长。络脉透过三关直达指端，为
_____，病多凶险。

第五节 望 舌

一、舌诊的原理与临床意义

____候五脏，侧重血分；____候六腑，侧重气分。
舌____多反映上焦心肺；舌____多反映中焦脾胃；
舌____多反映下焦肾；舌____多反映肝胆。

二、舌诊的方法

1. 望舌的顺序
舌__ →舌中、舌侧→舌____部。
先看____，再看____。
2. 刮舌、揩舌
用于鉴别舌苔有根、无根，以及是否属于_____。

三、正常舌象的特征

_____，_____。

四、望舌质的内容及其临床意义

1. 望舌神
（1）____
舌质滋润，红活鲜明，活动自如。病情较轻，预后
良好。

（4）三关测轻重

病情越重，络脉越长。络脉透过三关直达指端，为透关射甲，病多凶险。

第五节　望　舌

一、舌诊的原理与临床意义

舌质候五脏，侧重血分；舌苔候六腑，侧重气分。

舌尖多反映上焦心肺；舌中部多反映中焦脾胃；舌根部多反映下焦肾；舌两侧多反映肝胆。

二、舌诊的方法

1. 望舌的顺序

舌尖→舌中、舌侧→舌根部。

先看舌质，再看舌苔。

2. 刮舌、揩舌

用于鉴别舌苔有根、无根，以及是否属于染苔。

三、正常舌象的特征

淡红舌，薄白苔。

四、望舌质的内容及其临床意义

1. 望舌神

（1）荣舌

舌质滋润，红活鲜明，活动自如。病情较轻，预后良好。

（2）___

舌质干枯，色泽晦暗，死板呆滞。病情危重，预后不良。

2. 望舌色

（1）淡红舌

常见于_____，疾病时多属轻证。

（2）淡白舌

白色偏多、红色偏少，称_____。全无血色，称___
___。主_____、___。①兼瘦薄，属_____。②兼湿
润胖嫩，属_____。③枯白舌主_____。

（3）红舌

主___。①红而有苔，属___证。②鲜红少苔或有
裂纹，舌体瘦，属___证。

（4）绛舌

较红舌更深，或略带暗红。主___。

（5）青紫舌

青紫舌、紫红舌、_____舌。主_____。①干枯
少津，多系_____。②青紫湿润，多因_____。③先
天性心脏病或药物、食物中毒。

3. 望舌形

（1）老、嫩舌

老舌多为_____；嫩舌多为_____。

（2）胖、瘦舌

①胖大：_____。②肿胀：_____、酒毒。③瘦
薄：气血不足，_____。

（3）点、刺舌

多见于___和___部。主脏腑阳热亢盛，或_____
___。点刺越多，邪热越___。

（2）枯舌

舌质干枯，色泽晦暗，死板呆滞。病情危重，预后不良。

2. 望舌色

（1）淡红舌

常见于正常人，疾病时多属轻证。

（2）淡白舌

白色偏多、红色偏少，称淡白舌。全无血色，称枯白舌。主气血两虚、阳虚。①兼瘦薄，属气血两虚。②兼湿润胖嫩，属阳虚水停。③枯白舌主脱血夺气。

（3）红舌

主热证。①红而有苔，属实热证。②鲜红少苔或有裂纹，舌体瘦，属虚热证。

（4）绛舌

较红舌更深，或略带暗红。主热盛。

（5）青紫舌

青紫舌、紫红舌、瘀斑瘀点舌。主气血运行不畅。①干枯少津，多系邪热炽盛。②青紫湿润，多因阴寒内盛。③先天性心脏病或药物、食物中毒。

3. 望舌形

（1）老、嫩舌

老舌多为实证；嫩舌多为虚证。

（2）胖、瘦舌

①胖大：水湿内停。②肿胀：心脾热盛、酒毒。③瘦薄：气血不足，阴虚火旺。

（3）点、刺舌

多见于舌尖和舌边部。主脏腑阳热亢盛，或血分热盛。点刺越多，邪热越盛。

（4）裂纹舌

①____而裂，为血虚。②____而裂，为热盛伤津，或阴虚火旺。③舌绛，横直裂纹而短小者，为_____。④兼淡白胖嫩有齿痕，为_____。⑤先天。

（5）齿痕舌

主脾虚、水湿内盛。①兼淡胖而润，为_____，或阳虚水停。②兼淡红，为____。③兼舌红肿胀，为_____。④先天。

4. 望舌态

（1）痿软舌

多为伤阴或_____。

（2）强硬舌

多见于_____，或为高热伤津，或为_____。

（3）歪斜舌

多见于____或中风先兆。

（4）颤动舌

为肝风内动之象。①淡白而颤，为____动风。②绛紫而颤，为____动风。③舌红少苔而颤，为____动风。④酒毒内蕴。

（5）吐弄舌

多为_____，或小儿智力发育不全。

（6）短缩舌

多为_____，_____，气血亏虚，风痰阻络。

5. 望舌下络脉

细而短，色淡红，多属_____。

粗胀，或青紫、紫红、绛紫、紫黑色，或呈暗红色或紫色网状，或曲张如紫色珠子、大小不等的瘀血结节等改变，都是____的征象。

（4）裂纹舌

①淡白而裂，为血虚。②红绛而裂，为热盛伤津，或阴虚火旺。③舌绛，横直裂纹而短小者，为阴虚液涸。④兼淡白胖嫩有齿痕，为脾虚湿浸。⑤先天。

（5）齿痕舌

主脾虚、水湿内盛。①兼淡胖而润，为寒湿壅盛，或阳虚水停。②兼淡红，为脾虚、气虚。③兼舌红肿胀，为湿热痰浊。④先天。

4. 望舌态

（1）痿软舌

多为伤阴或气血俱虚。

（2）强硬舌

多见于热入心包，或为高热伤津，或为风痰阻络。

（3）歪斜舌

多见于中风或中风先兆。

（4）颤动舌

为肝风内动之象。①淡白而颤，为血虚动风。②绛紫而颤，为热极动风。③舌红少苔而颤，为阴虚动风。④酒毒内蕴。

（5）吐弄舌

多为心脾有热，或小儿智力发育不全。

（6）短缩舌

多为寒凝筋脉，热极动风，气血亏虚，风痰阻络。

5. 望舌下络脉

细而短，色淡红，多属气血不足。

粗胀，或青紫、紫红、绛紫、紫黑色，或呈暗红色或紫色网状，或曲张如紫色珠子、大小不等的瘀血结节等改变，都是血瘀的征象。

五、望舌苔的内容及其临床意义

1. 望苔质

（1）薄、厚苔

衡量标准：是否"＿＿＿"。

主要反映＿＿＿＿＿和＿＿＿＿＿。

在表轻浅，舌苔多＿＿＿；在里深重，舌苔多＿＿＿。

（2）润、燥苔

反映体内津液＿＿＿和＿＿＿情况。

＿＿＿：舌苔干湿适中。主正常，或体内津液＿＿＿＿。

＿＿＿：舌面水分过多。为＿＿＿之邪内聚的表现。

＿＿＿：望之枯涸扪之无津。提示体内＿＿＿＿＿＿，或因阳气不能上蒸津，津液失于＿＿＿。

＿＿＿：苔质粗糙，扪之碍手。多见于热盛伤津之＿＿＿；粗糙而不干者，多为＿＿＿之邪盘踞中焦。

（3）腻、腐苔

主湿浊、＿＿＿＿、＿＿＿＿。

舌面苔垢颗粒细腻，刮之难去，为＿＿＿；颗粒粗大，根底松浮，揩之可去，为＿＿＿。

（4）剥苔、类剥苔

主＿＿＿＿＿＿＿，胃阴枯涸或气血两虚，亦反映＿＿＿＿＿＿，可判断疾病的预后。

＿＿＿＿＿＿：多处剥落，舌面仅斑驳残存少量舌苔。

＿＿＿＿＿＿：全部剥落，舌面光滑如镜，最为严重。

＿＿＿＿＿＿：剥落处不光滑，有新生苔质颗粒或乳头。

＿＿＿＿＿＿：大片剥落，边缘突起，界限清楚，剥落部位时时转移。

五、望舌苔的内容及其临床意义

1. 望苔质

（1）薄、厚苔

衡量标准：是否"见底"。

主要反映邪正的盛衰和病位的浅深。

在表轻浅，舌苔多薄；在里深重，舌苔多厚。

（2）润、燥苔

反映体内津液盈亏和输布情况。

润苔：舌苔干湿适中。主正常，或体内津液未伤。

滑苔：舌面水分过多。为水湿之邪内聚的表现。

燥苔：望之枯涸扪之无津。提示体内津液已伤，或因阳气不能上蒸津，津液失于输布。

糙苔：苔质粗糙，扪之碍手。多见于热盛伤津之重症；粗糙而不干者，多为秽浊之邪盘踞中焦。

（3）腻、腐苔

主湿浊、痰饮、食积。

舌面苔垢颗粒细腻，刮之难去，为腻苔；颗粒粗大，根底松浮，揩之可去，为腐苔。

（4）剥苔、类剥苔

主胃气匮乏，胃阴枯涸或气血两虚，亦反映邪正盛衰，可判断疾病的预后。

花剥苔：多处剥落，舌面仅斑驳残存少量舌苔。

镜面舌：全部剥落，舌面光滑如镜，最为严重。

类剥苔：剥落处不光滑，有新生苔质颗粒或乳头。

地图舌：大片剥落，边缘突起，界限清楚，剥落部位时时转移。

（5）真假苔

辨邪正虚实，＿＿有无。

真苔（＿＿＿＿＿）：舌苔紧贴舌面，刮之＿＿＿＿；多为＿＿＿＿、＿＿＿＿，表示有胃气。

假苔（＿＿＿＿＿）：苔不着实，刮之＿＿＿＿；多见于＿＿＿＿、＿＿＿＿，表示胃气衰。

2. 望苔色

（1）白苔

可为正常舌色。也可主＿＿＿＿、＿＿＿＿、湿证，也可见于热证。

＿＿＿＿＿＿＿＿：苔白如积粉，扪之不燥者，常见于＿＿＿＿＿＿和＿＿＿。

（2）黄苔

主＿＿＿＿、＿＿＿＿。

黄腻苔：主＿＿＿＿＿＿＿＿，痰饮化热，＿＿＿＿＿＿＿＿等。

（3）灰黑苔

主＿＿＿或＿＿＿。无论寒热均属＿＿＿＿。

（5）真假苔

辨邪正虚实，胃气有无。

真苔（有根苔）：舌苔紧贴舌面，刮之难去；多为实证、热证，表示有胃气。

假苔（无根苔）：苔不着实，刮之即去；多见于虚证、寒证，表示胃气衰。

2. 望苔色

（1）白苔

可为正常舌苔。也可主表证、寒证、湿证，也可见于热证。

积粉苔：苔白如积粉，扪之不燥者，常见于外感温疫和内痈。

（2）黄苔

主热证、里证。

黄腻苔：主湿热蕴结，痰饮化热，食积热腐等。

（3）灰黑苔

主热极或寒盛。无论寒热均属重证。

第二章 闻 诊

第一节 听声音

一、音哑与失音

金__不鸣：伴发热、恶寒、咽喉肿痛等，多实证。
金__不鸣：久病重病，____精气虚衰，多虚证。

二、语声重浊

多因外邪袭表，或_____。

三、谵语

指神志不清，语无伦次，声_____。
多见于外感热病，温病_____或_____证，痰热扰乱心神等——__则谵语。

四、郑声

指神志不清，语言重复，时断时续，语声低弱。
多因久病脏气衰竭，心神散乱——____则郑声。

五、独语

见于癫病、____。

六、错语

虚证多因气血不足，____失养，或肾精亏虚，____失养；实证多为____、瘀血、____等阻遏心神。

第二章 闻 诊

第一节 听声音

一、音哑与失音

金实不鸣：伴发热、恶寒、咽喉肿痛等，多实证。
金破不鸣：久病重病，肺肾精气虚衰，多虚证。

二、语声重浊

多因外邪袭表，或湿浊阻滞。

三、谵语

指神志不清，语无伦次，声高有力。
多见于外感热病，温病热入心包或阳明腑实证，痰热扰乱心神等——实则谵语。

四、郑声

指神志不清，语言重复，时断时续，语声低弱。
多因久病脏气衰竭，心神散乱——虚则郑声。

五、独语

见于癫病、郁病。

六、错语

虚证多因气血不足，心神失养，或肾精亏虚，脑髓失养；实证多为痰湿、瘀血、气郁等阻遏心神。

七、狂言

多属____、__证。见于狂病或_____证。

八、言謇

指_____，但语言不流利，舌强不灵。

多因_____，常见于中风先兆或中风后遗症。

九、喘

实喘多因_____，或痰热壅肺，_____，或____
____，肺失宣肃，气道不畅所致。

虚喘多因_____，气失摄纳所致。

十、哮

____以呼吸急促，喉间发出哮鸣音为特征。

____虽呼吸急促，但喉间并无哮鸣音。

哮____喘，喘_____哮。

十一、气短

虚证短气，多因肺气虚弱，_____或体质衰弱；实
证短气，多因____、____、气滞、瘀血内阻。

十二、咳嗽

新病咳嗽，多属____；久病咳嗽，多属____。

①重浊紧闷，痰多易咳，多_____。②咳声____，
痰黄稠难咯，多热邪犯肺或灼伤肺津。③咳声清脆，无
痰少痰，多____。④咳声阵发，连声不绝，终止时常有
鸡鸣样回声，称为____或____。⑤咳声如犬吠，伴白色
伪膜，多见于____。

七、狂言

多属阳证、实证。见于狂病或伤寒蓄血证。

八、言謇

指神志清楚，但语言不流利，舌强不灵。
多因风痰阻络，常见于中风先兆或中风后遗症。

九、喘

实喘多因风寒袭肺，或痰热壅肺，痰饮内停，或水气凌心，肺失宣肃，气道不畅所致。
虚喘多因肺肾亏虚，气失摄纳所致。

十、哮

哮以呼吸急促，喉间发出哮鸣音为特征。
喘虽呼吸急促，但喉间并无哮鸣音。
哮必兼喘，喘未必兼哮。

十一、气短

虚证短气，多因肺气虚弱，元气不足或体质衰弱；实证短气，多因痰饮、积滞、气滞、瘀血内阻。

十二、咳嗽

新病咳嗽，多属外感；久病咳嗽，多属内伤。
①重浊紧闷，痰多易咳，多寒痰湿浊停肺。②咳声不扬，痰黄稠难咯，多热邪犯肺或灼伤肺津。③咳声清脆，无痰少痰，多燥热。④咳声阵发，连声不绝，终止时常有鸡鸣样回声，称为顿咳或百日咳。⑤咳声如犬吠，伴白色伪膜，多见于白喉。

十三、呕吐

①呕吐呈＿＿＿状，多为热扰神明，或头颅外伤，颅内瘀血肿瘤。②呕吐酸腐食物，多为＿＿＿。③朝食暮吐，暮食朝吐，为＿＿＿，多为＿＿＿＿＿＿。④口干欲饮，饮后则吐者，称为＿＿＿，多为＿＿＿＿＿＿。

十四、呃逆

是＿＿＿＿＿＿的表现。①新病呃逆有力，多属＿＿＿＿＿客胃。②久病、重病呃逆不止，声低气怯无力者，属＿＿＿＿＿＿之危候。

十五、嗳气

是＿＿＿＿＿＿的表现。①发作随情志变化，多为＿＿＿＿＿。②低沉断续，无酸腐，为＿＿＿＿＿＿。

十六、太息

多为情志不遂，＿＿＿＿＿＿所致。

十七、喷嚏

久病阳虚患者，忽有喷嚏，是阳气来复，邪正相争，疾病＿＿＿之兆。

十八、肠鸣

1.肠鸣增多

肠鸣高亢而频急，脘腹痞满，大便泄泻者，多为感受风寒湿邪客于胃肠，胃肠气机紊乱所致。

十三、呕吐

①呕吐呈喷射状，多为热扰神明，或头颅外伤，颅内瘀血肿瘤。②呕吐酸腐食物，多为伤食。③朝食暮吐，暮食朝吐，为胃反，多为脾胃阳虚。④口干欲饮，饮后则吐者，称为水逆，多为痰饮停胃。

十四、呃逆

是胃气上逆的表现。①新病呃逆有力，多属寒热之邪客胃。②久病、重病呃逆不止，声低气怯无力者，属胃气衰败之危候。

十五、嗳气

是胃气上逆的表现。①发作随情志变化，多为肝气犯胃。②低沉断续，无酸腐，为胃虚气逆。

十六、太息

多为情志不遂，肝气郁结所致。

十七、喷嚏

久病阳虚患者，忽有喷嚏，是阳气来复，邪正相争，疾病向愈之兆。

十八、肠鸣

1.肠鸣增多

肠鸣高亢而频急，脘腹痞满，大便泄泻者，多为感受风寒湿邪客于胃肠，胃肠气机紊乱所致。

2.肠鸣稀少

多因肠道_____障碍所致。肠鸣音_____，脘腹部胀痛拒按者，多属肠道气滞不通之重证。

第二节　嗅气味

一、病体异常气味

1.口气

肺痈、牙疳、口腔溃疡日久、口腔恶性肿瘤破溃，可有_____气味。

2.体气

周身有腥膻气味，常见于_____。

二、病室异常气味

①腐臭气，提示_____。②____气，多见于尿毒症。③有_____气味，多见于消渴病晚期。

2.肠鸣稀少

多因肠道传导功能障碍所致。肠鸣音完全消失，脘腹部胀痛拒按者，多属肠道气滞不通之重证。

第二节　嗅气味

一、病体异常气味

1.口气

肺痈、牙疳、口腔溃疡日久、口腔恶性肿瘤破溃，可有臭鸡蛋样气味。

2.体气

周身有腥膻气味，常见于湿温证。

二、病室异常气味

①腐臭气，提示病情危重。②尿臊气，多见于尿毒症。③有烂苹果样气味，多见于消渴病晚期。

第三章 问 诊

第一节 问诊的主要内容

1. 主诉

患者所陈述就诊时最感痛苦的症状、体征及其＿＿＿
＿＿＿。

2. 现病史

包括起病情况、＿＿＿＿＿＿、＿＿＿＿＿＿、现在症状。

3. 既往史

指患者平素健康状况及既往所患疾病的情况。

4. 个人生活史

包括生活经历、饮食起居、精神情志及＿＿＿＿＿＿。

5. 家族史

主要询问与患者有＿＿＿＿＿＿的直系亲属及与患者生
活有密切关系的亲属的健康与患病情况。

第二节 问现在症

一、问寒热

1. 寒、热的含义

＿＿＿：加衣被或近火取暖不能缓解者。

＿＿＿：加衣被或近火取暖则能缓解者。

2. 恶寒发热

"有一分恶寒便有一分＿＿＿＿"。

第三章 问 诊

第一节 问诊的主要内容

1. 主诉

患者所陈述就诊时最感痛苦的症状、体征及其持续时间。

2. 现病史

包括起病情况、病变过程、诊治经过、现在症状。

3. 既往史

指患者平素健康状况及既往所患疾病的情况。

4. 个人生活史

包括生活经历、饮食起居、精神情志及婚育状况。

5. 家族史

主要询问与患者有血缘关系的直系亲属及与患者生活有密切关系的亲属的健康与患病情况。

第二节 问现在症

一、问寒热

1. 寒、热的含义

恶寒：加衣被或近火取暖不能缓解者。

畏寒：加衣被或近火取暖则能缓解者。

2. 恶寒发热

"有一分恶寒便有一分表证"。

（1）恶寒重、发热轻

见于＿＿＿＿证。

（2）发热重、恶寒轻

见于＿＿＿＿证。

（3）发热轻而恶风

见于＿＿＿＿证。

3. 但寒不热

（1）新病恶寒

多表＿＿＿证或里＿＿＿证。

（2）久病畏寒

属＿＿＿＿＿＿证。

4. 但热不寒

（1）壮热

指患者体温＿＿＿℃以上。常见于外感温热病＿＿＿阶段，或伤寒病的＿＿＿证。

（2）潮热

阳明潮热：又称＿＿＿潮热。见于阳明腑实证。

阴虚潮热：又称＿＿＿潮热。

湿温潮热：身热＿＿＿，午后尤甚。多见于＿＿＿病。

（3）微热

多在＿＿～＿＿℃，又称低热。

＿＿＿发热：长期微热，烦劳则甚。

＿＿＿发热：情志不舒，时有微热。

＿＿＿＿＿＿＿＿：小儿在夏季炎热时长期低热，至秋凉时不治自愈，常兼见烦躁口渴、无汗多尿等症。

5. 寒热往来

（1）寒热往来＿＿＿＿＿＿见于伤寒少阳病。

（2）寒热往来＿＿＿＿＿＿见于疟疾。

（1）恶寒重、发热轻

见于风寒表证。

（2）发热重、恶寒轻

见于风热表证。

（3）发热轻而恶风

见于伤风表证。

3.但寒不热

（1）新病恶寒

多表实寒证或里实寒证。

（2）久病畏寒

属里虚寒证。

4.但热不寒

（1）壮热

指患者体温39℃以上。常见于外感温热病气分阶段，或伤寒病的阳明证。

（2）潮热

阳明潮热：又称日晡潮热。见于阳明腑实证。

阴虚潮热：又称骨蒸潮热。

湿温潮热：身热不扬，午后尤甚。多见于湿温病。

（3）微热

多在37～38℃，又称低热。

气虚发热：长期微热，烦劳则甚。

气郁发热：情志不舒，时有微热。

小儿夏季热：小儿在夏季炎热时长期低热，至秋凉时不治自愈，常兼见烦躁口渴、无汗多尿等症。

5.寒热往来

（1）寒热往来无定时见于伤寒少阳病。

（2）寒热往来有定时见于疟疾。

二、问汗

1. 表证辨汗

（1）表证无汗

多见于_____证。

（2）表证有汗

可见于_____证，或_____表证。

2. 里证辨汗

（1）自汗

常见于____、____证。

（2）盗汗

多见于_____，或_____证。

（3）大汗

常见于____证。

（4）战汗

患者先见_____而后____者。是病情变化的__

____。

（5）里证无汗

多见于_____患者。

3. 局部辨汗

（1）头汗

多因上焦热盛，中焦____或_____。

（2）心胸汗

多因心脾两虚或_____。

（3）半身汗

多见于____、____及截瘫等。

（4）手足心汗

多因_____，_____或阴虚内热。

二、问汗

1. 表证辨汗

（1）表证无汗

多见于表实寒证。

（2）表证有汗

可见于表实热证，或伤风表证。

2. 里证辨汗

（1）自汗

常见于气虚、阳虚证。

（2）盗汗

多见于阴虚内热，或气阴两虚证。

（3）大汗

常见于里实热证。

（4）战汗

患者先见恶寒战栗而后汗出者。是病情变化的转折点。

（5）里证无汗

多见于久病虚证患者。

3. 局部辨汗

（1）头汗

多因上焦热盛，中焦湿热或元气将脱。

（2）心胸汗

多因心脾两虚或心肾不交。

（3）半身汗

多见于中风、痿证及截瘫等。

（4）手足心汗

多因中焦湿热，阳明热盛或阴虚内热。

三、问疼痛

1. 疼痛的性质

（1）____

是气滞作痛的特征。

（2）____

是瘀血致痛的特征。

（3）____

是阴盛或阳虚致痛的特征。

（4）____

是阳盛或阴虚致痛的特征。

（5）____

多因湿邪困阻气机所致。

（6）酸痛

多因湿邪侵袭，____或____。

（7）闷痛

多因____或痰瘀内阻。

（8）绞痛

多因____阻闭气机或寒邪凝滞。

（9）空痛

多因____亏虚。

（10）隐痛

多由____亏虚。

（11）走窜痛

是____或____致痛的特征。

（12）固定痛

是____致痛的特征。

（13）掣痛

多因____阻滞或____失养。

三、问疼痛

1.疼痛的性质

（1）胀痛

是气滞作痛的特征。

（2）刺痛

是瘀血致痛的特征。

（3）冷痛

是阴盛或阳虚致痛的特征。

（4）灼痛

是阳盛或阴虚致痛的特征。

（5）重痛

多因湿邪困阻气机所致。

（6）酸痛

多因湿邪侵袭，气血亏虚或肾虚。

（7）闷痛

多因痰浊或痰瘀内阻。

（8）绞痛

多因有形实邪阻闭气机或寒邪凝滞。

（9）空痛

多因气血阴精亏虚。

（10）隐痛

多由阳气精血亏虚。

（11）走窜痛

是气滞或风胜致痛的特征。

（12）固定痛

是瘀血致痛的特征。

（13）掣痛

多因筋脉阻滞或筋脉失养。

2.疼痛的部位

（1）头痛

①前额连眉棱骨痛者，病在____经。②枕部连项背痛者，病在____经。③头两侧痛者，病在____经。④颠顶痛者，病在____经。

（2）胸痛

可见于____、真心痛；____；肺痈等。

（3）胁痛

多与_____有关。见于胁痛、郁证；____；癥积；____等病。

（4）脘痛

进食后疼痛加剧，属____；进食后疼痛缓解，属____。

（5）腹痛

外科疾病所出现的腹痛，不可单以虚实概括，要综合分析，鉴别诊断，判断轻重缓急。

（6）背痛

以____及____经病为主。

（7）腰痛

多因____、寒湿、瘀血、腰椎病变、结石或____损伤所致。

（8）四肢痛

①疼痛游走不定为____，以____为主。②疼痛剧烈，遇寒尤甚为____，以____为主。③重着而痛，阴雨加重为____，以____为主。④关节灼热肿胀而痛者为____，因____所致。⑤关节疼痛剧烈，伴肿大变形、屈伸受限者为____，多因湿热久蕴，痰瘀阻络。⑥若独见足跟或胫膝酸痛者，多属____。

2.疼痛的部位

（1）头痛

①前额连眉棱骨痛者，病在阳明经。②枕部连项背痛者，病在太阳经。③头两侧痛者，病在少阳经。④颠顶痛者，病在厥阴经。

（2）胸痛

可见于胸痹、真心痛；肺痨；肺痈等。

（3）胁痛

多与肝胆病变有关。见于胁痛、郁证；黄疸；癥积；悬饮等病。

（4）脘痛

进食后疼痛加剧，属实证；进食后疼痛缓解，属虚证。

（5）腹痛

外科疾病所出现的腹痛，不可单以虚实概括，要综合分析，鉴别诊断，判断轻重缓急。

（6）背痛

以督脉及足太阳经病为主。

（7）腰痛

多因肾虚、寒湿、瘀血、腰椎病变、结石或带脉损伤所致。

（8）四肢痛

①疼痛游走不定为行痹，以风邪为主。②疼痛剧烈，遇寒尤甚为痛痹，以寒邪为主。③重着而痛，阴雨加重为着痹，以湿邪为主。④关节灼热肿胀而痛为热痹，因湿热所致。⑤关节疼痛剧烈，伴肿大变形、屈伸受限者为尪痹，多因湿热久蕴，痰瘀阻络。⑥若独见足跟或胫膝酸痛者，多属肾虚。

四、问头身胸腹不适

1. 头晕

可由气血亏虚，_____，肝火上炎，_____，_____，瘀血阻滞所致。

2. 胸闷

可因心气、心阳不振、心脉痹阻；邪热、痰热壅肺；肺气虚或_____；_____所致。

3. 心悸

可因心气虚，心阳虚，心脉痹阻，心血亏虚，_____，_____所致。

4. 胁胀

可见于肝气郁结、肝胆湿热、_____。

5. 脘痞

可由食积胃脘，脾胃气虚，_____，饮邪停胃，胃阴亏虚，_____所致。

6. 腹胀

腹大胀满如鼓，皮色苍黄，腹壁青筋暴露者，称为____。

7. 身重

可因湿邪困阻，_____肌肤，脾气亏虚，邪热_____所致。

五、问耳目

1. 耳鸣

突发，声大如潮，按之不减，多属____；渐发，声小如蝉鸣，按之可减或暂止，多属____。

四、问头身胸腹不适

1. 头晕
可由气血亏虚，肾精不足，肝火上炎，肝阳上亢，痰湿内阻，瘀血阻滞所致。

2. 胸闷
可因心气、心阳不振、心脉痹阻；邪热、痰热壅肺；肺气虚或肺肾气虚；肝气郁结所致。

3. 心悸
可因心气虚，心阳虚，心脉痹阻，心血亏虚，阴虚火旺，心肾阳虚所致。

4. 胁胀
可见于肝气郁结、肝胆湿热、饮停胸胁。

5. 脘痞
可由食积胃脘，脾胃气虚，湿邪中阻，饮邪停胃，胃阴亏虚，肝气犯胃所致。

6. 腹胀
腹大胀满如鼓，皮色苍黄，腹壁青筋暴露者，称为鼓胀。

7. 身重
可因湿邪困阻，水湿泛溢肌肤，脾气亏虚，邪热耗伤气阴所致。

五、问耳目

1. 耳鸣
突发，声大如潮，按之不减，多属实证；渐发，声小如蝉鸣，按之可减或暂止，多属虚证。

2. 耳聋

新病暴聋者，多属____；久病或年老渐聋者，多属
____。

3. 目痛

兼羞明多眵者，多_____。

4. 目昏、雀盲

____指视物昏暗，模糊不清；____指白昼视力正常，
黄昏以后视力明显减退，视物不清。皆由____，目失充
养所致。

六、问睡眠

1. 不寐

多因____或____；"_____则卧不安"。

2. 多寐

多因痰湿困脾或脾失健运；心肾____；病后正气
未复。

七、问饮食与口味

1. 口渴与饮水

（1）口不渴

提示津液____。

（2）口渴多饮

提示津液____。

（3）渴不多饮

提示轻度____，或津液____障碍。①阴虚。②湿热。
③渴喜热饮，饮不多，属_____。④但欲漱水而不欲
咽，多属____。⑤____分证。

2. 耳聋

新病暴聋者，多属实证；久病或年老渐聋者，多属虚证。

3. 目痛

兼羞明多眵者，多风热火毒上扰。

4. 目昏、雀盲

目昏指视物昏暗，模糊不清；雀盲指白昼视力正常，黄昏以后视力明显减退，视物不清。皆由肝肾亏虚，目失充养所致。

六、问睡眠

1. 不寐

多因阴虚或阳盛；"胃不和则卧不安"。

2. 多寐

多因痰湿困脾或脾失健运；心肾阳虚；病后正气未复。

七、问饮食与口味

1. 口渴与饮水

（1）口不渴

提示津液未伤。

（2）口渴多饮

提示津液损伤。

（3）渴不多饮

提示轻度伤津，或津液输布障碍。①阴虚。②湿热。③渴喜热饮，饮不多，属痰饮内停。④但欲漱水而不欲咽，多属瘀血。⑤营分证。

2. 食欲与食量

（1）食欲减退

____指实际进食量的减少；____指无饥饿感和进食要求。主要反映_____，或其他脏腑病变影响脾胃。

（2）厌食

多因____或____困阻脾胃所致。

（3）多食易饥

多因胃火炽盛所致。①消渴。②瘿病。③伴大便溏泄，属_____。

（4）饥不欲食

是_____的特征表现。

（5）偏嗜食物

多见于_____。

3. 口味

（1）____

多见于脾胃虚弱，或寒湿中阻。

（2）口苦

多见于____、____火旺，胆气上逆证。

（3）____

多见于脾胃湿热或脾虚之证。

（4）口酸

多见于肝胃郁热，或_____。

（5）____

多与肾虚或寒水上泛有关。

（6）口涩

多为_____，或脏腑热盛所致。

（7）口黏腻

多见于____湿热或____湿热。

2.食欲与食量

（1）食欲减退

纳少指实际进食量的减少；纳呆指无饥饿感和进食要求。主要反映脾胃病变，或其他脏腑病变影响脾胃。

（2）厌食

多因食滞或湿邪困阻脾胃所致。

（3）多食易饥

多因胃火炽盛所致。①消渴。②瘿病。③伴大便溏泄，属胃强脾弱。

（4）饥不欲食

是胃阴虚证的特征表现。

（5）偏嗜食物

多见于小儿虫积。

3.口味

（1）口淡

多见于脾胃虚弱，或寒湿中阻。

（2）口苦

多见于心火、肝胆火旺，胆气上逆证。

（3）口甜

多见于脾胃湿热或脾虚之证。

（4）口酸

多见于肝胃郁热，或食滞胃脘。

（5）口咸

多与肾虚或寒水上泛有关。

（6）口涩

多为燥热伤津，或脏腑热盛所致。

（7）口黏腻

多见于肝胆湿热或脾胃湿热。

八、问二便

1. 大便

（1）便秘

实者，多因邪滞胃肠；虚者，多因气血阴阳不足，____亏虚，____失运。亦有因肛周病变或肠外肿瘤压迫等诱因。

（2）泄泻

黎明前腹痛作泻，称"_____"，多为_____。

（3）便质

完谷不化：多因脾胃虚寒，__虚命门火衰或_____。

溏结不调：多因_____。先____后____，多属脾虚传送无力。

便血：远血，多因胃肠瘀血或_____；近血，多为热邪内盛，_____，或肛门局部脉络瘀血而成。

白陶土样便：常见于_____。

黏冻、脓血便：常见于____和肠癌等。

（4）排便感异常

肛门灼热：常见于_____、暑湿泄泻等证。

里急后重：多因_____。

排便不爽：多因湿热蕴结、_____或_____。

滑泻失禁：久者多因_____；新病多为_____。

肛门气坠：甚者脱肛，常见于_____或体弱者。

2. 小便

（1）尿次

小便频数：多属膀胱____或____之阴阳不足。

八、问二便

1. 大便

（1）便秘

实者，多因邪滞胃肠；虚者，多因气血阴阳不足，津血亏虚，气虚失运。亦有因肛周病变或肠外肿瘤压迫等诱因。

（2）泄泻

黎明前腹痛作泻，称"五更泻"，多为脾肾阳虚。

（3）便质

完谷不化：多因脾胃虚寒，肾虚命门火衰或食滞胃肠。

溏结不调：多因肝郁脾虚。先干后稀，多属脾虚传送无力。

便血：远血，多因胃肠瘀血或脾不统血；近血，多为热邪内盛，肠风下血，或肛门局部脉络瘀血而成。

白陶土样便：常见于阻塞性黄疸。

黏冻、脓血便：常见于痢疾和肠癌等。

（4）排便感异常

肛门灼热：常见于湿热痢疾、暑湿泄泻等证。

里急后重：多因湿热内阻。

排便不爽：多因湿热蕴结、肝气犯脾或食滞胃肠。

滑泻失禁：久者多因脾肾虚衰；新病多为湿迫大肠。

肛门气坠：甚者脱肛，常见于久泻久痢或体弱者。

2. 小便

（1）尿次

小便频数：多属膀胱湿热或肾之阴阳不足。

癃闭：点滴而出为____；点滴不出为____。因_____者为虚；因湿热蕴结膀胱，_____，或瘀血结石阻塞者属实。

（2）尿量

尿量增多：可见于虚寒证、_____。

尿量减少：可见于_____；____、____、____功能失常；湿热蕴结；尿路损伤阻塞。

（3）排尿感异常

尿道涩痛：常见于____。

余沥不尽：常见于____或久病体弱者。

小便失禁：神志昏迷而小便自遗者，属病情____。

遗尿：多因_____，膀胱失约所致。

九、问妇女

1.月经异常

（1）经期异常

1）月经先期

至少连续__个月经周期，提前__天以上。

2）月经后期

至少连续__个月经周期，错后__天以上。

3）月经先后不定期

至少连续__个月经周期，提前或延后__天以上。

（2）经量异常

1）月经过多

多因_____、_____或_____。

2）崩漏

经血非时暴下者，称____；淋沥不止者，称____。

癃闭：点滴而出为癃；点滴不出为闭。因肾阳亏虚者为虚；因湿热蕴结膀胱，肺热气壅，或瘀血结石阻塞者属实。

（2）尿量

尿量增多：可见于虚寒证、消渴病。

尿量减少：可见于热盛伤津；肺、脾、肾功能失常；湿热蕴结；尿路损伤阻塞。

（3）排尿感异常

尿道涩痛：常见于淋证。

余沥不尽：常见于老年或久病体弱者。

小便失禁：神志昏迷而小便自遗者，属病情危重。

遗尿：多因肾气不足，膀胱失约所致。

九、问妇女

1. 月经异常

（1）经期异常

1）月经先期

至少连续 2 个月经周期，提前 7 天以上。

2）月经后期

至少连续 2 个月经周期，错后 7 天以上。

3）月经先后不定期

至少连续 2 个月经周期，提前或延后 7 天以上。

（2）经量异常

1）月经过多

多因热伤冲任、气虚不固或瘀阻胞络。

2）崩漏

经血非时暴下者，称崩；淋沥不止者，称漏。

3）月经过少

经量明显减少，或经期不足__天，连续出现__个月经周期以上者。

4）闭经

女子年逾____周岁，月经尚未来潮；或已行经后又中断，停经__个月以上者。

5）____

妇女终身无月经而能怀孕者。

6）____

经期经血上逆，只吐血、衄血或眼耳出血者。

2. 带下异常的表现及其临床意义

（1）白带

①色白量多、质稀少臭者，多因_____。②色白质稠、气味酸臭，状如凝乳或豆渣，多属_____。

（2）黄带

多属_____，或湿热下注。

（3）赤白带

多属_____，或湿热下注。

（4）黄赤略褐带

多为湿热夹毒下注，预后多____。

十、问男子

1. 阳痿

继发者多____，原发者多____。

2. 阳强

多责之于____、____二经病变。

3）月经过少

经量明显减少，或经期不足 2 天，连续出现 2 个月经周期以上者。

4）闭经

女子年逾 18 周岁，月经尚未来潮；或已行经后又中断，停经 3 个月以上者。

5）暗经

妇女终身无月经而能怀孕者。

6）倒经

经期经血上逆，只吐血、衄血或眼耳出血者。

2. 带下异常的表现及其临床意义

（1）白带

①色白量多、质稀少臭者，多因脾肾阳虚。②色白质稠、气味酸臭，状如凝乳或豆渣，多属湿浊下注。

（2）黄带

多属肝经郁热，或湿热下注。

（3）赤白带

多属肝经郁热，或湿热下注。

（4）黄赤略褐带

多为湿热夹毒下注，预后多不良。

十、问男子

1. 阳痿

继发者多实，原发者多虚。

2. 阳强

多责之于肝、肾二经病变。

3. 遗精

有梦而遗者，称为____；无梦而遗，甚至清醒时精液自流者，称为____。

4. 早泄

多由肝经湿热下注，肾阴不足，心脾两虚或肾气损伤所致。

3. 遗精

有梦而遗者，称为梦遗；无梦而遗，甚至清醒时精液自流者，称为滑精。

4. 早泄

多由肝经湿热下注，肾阴不足，心脾两虚或肾气损伤所致。

第四章　切　诊

第一节　脉　诊

一、脉象形成的原理

1.__、__是形成脉象的主要脏器。

2._____是形成脉象的基础。

3._____是脉象正常的保证。

二、脉诊的部位

1. 遍诊法

即_____诊法。切脉的部位有__、__、__三部，每部又各分__、__、__三候。

2. 三部诊法

诊____、____、____三脉。

3. 寸口诊法

左寸候__，右寸候__；左关候__，右关____；双侧尺脉候__。

三、脉诊的方法和注意事项

1. 时间

_____、_____时诊脉为最佳。每手不少于__分钟，两手以__分钟左右为宜。

2. 平息

一指医生呼吸自然均匀，以此_____；二要求医生诊脉时全神贯注。

第四章　切　诊

第一节　脉　诊

一、脉象形成的原理

1. 心、脉是形成脉象的主要脏器。
2. 气血运行是形成脉象的基础。
3. 五脏协同是脉象正常的保证。

二、脉诊的部位

1. 遍诊法

即三部九候诊法。切脉的部位有头、手、足三部，每部又各分天、地、人三候。

2. 三部诊法

诊人迎、寸口、趺阳三脉。

3. 寸口诊法

左寸候心，右寸候肺；左关候肝，右关脾胃；双侧尺脉候肾。

三、脉诊的方法和注意事项

1. 时间

清晨未起床、未进食时诊脉为最佳。每手不少于1分钟，两手以3分钟左右为宜。

2. 平息

一指医生呼吸自然均匀，以此计算患者脉数；二要求医生诊脉时全神贯注。

3. 体位

手臂放平与_____近于同一水平。

4. 指法

（1）定位

首先用_____定关，关前为__，关后为__。

（2）布指

以_____按触脉体。疏密和_____相适应。

（3）单按与总按

三指平布，同时用力，称_____。分别用一指单按其中一部脉象，称_____。

（4）举按寻

轻按称__；重按称__；从轻到重，从重到轻，左右前后推寻，称__。

四、脉象要素

脉位、_____、脉长、_____、脉宽、_____、紧张度、均匀度。

五、正常脉象的特征

1. 正常脉象的形态特征

寸、关、尺三部有脉，一息_____至，不浮不沉，不大不小，_____，_____，尺脉沉取有一定力量，随生理活动和气候环境的不同而有相应正常变化。

2. 正常脉象的特点

（1）脉有_____

脉象从容、和缓、流利。

（2）脉贵_____

柔和有力、节律整齐。

3.体位

手臂放平与心脏近于同一水平。

4.指法

（1）定位

首先用中指定关，关前为寸，关后为尺。

（2）布指

以指目按触脉体。疏密和患者身长相适应。

（3）单按与总按

三指平布，同时用力，称总按。分别用一指单按其中一部脉象，称单按。

（4）举按寻

轻按称举；重按称按；从轻到重，从重到轻，左右前后推寻，称寻。

四、脉象要素

脉位、至数、脉长、脉力、脉宽、流利度、紧张度、均匀度。

五、正常脉象的特征

1.正常脉象的形态特征

寸、关、尺三部有脉，一息四五至，不浮不沉，不大不小，从容和缓，柔和有力，节律一致，尺脉沉取有一定力量，随生理活动和气候环境的不同而有相应正常变化。

2.正常脉象的特点

（1）脉有胃气

脉象从容、和缓、流利。

（2）脉贵有神

柔和有力、节律整齐。

（3）脉贵＿＿＿

尺脉沉取应指有力。

六、二十八部脉的脉象特征及其临床意义

（一）脉位分类

1. 浮脉

【特征】举之＿＿＿，按之＿＿＿。

【意义】主表证，亦主＿＿＿。

2. 散脉

【特征】浮散＿＿＿，稍按则无，至数＿＿＿。

【意义】主＿＿＿＿＿＿，脏腑之气将绝。

3. 芤脉

【特征】浮大中空，如按＿＿＿。

【意义】主＿＿＿，＿＿＿。

4. 革脉

【特征】浮而搏指，中＿＿＿外＿＿＿，如按＿＿＿。

【意义】多主＿＿＿＿＿＿，如亡血，失精，＿＿＿，＿＿＿。

5. 沉脉

【特征】举之＿＿＿，按之＿＿＿。

【意义】主里证，＿＿＿为里实，＿＿＿为里虚。

6. 伏脉

【特征】脉位＿＿＿，＿＿＿＿＿＿始得，甚则伏而不见。

【意义】主里证，常见于＿＿＿，厥证，＿＿＿。

7. 牢脉

【特征】＿＿＿＿＿＿，轻、中取不应，沉取始得。

【意义】主＿＿＿＿＿＿，疝气癥瘕。

（二）脉率分类

1. 迟脉

【特征】脉来迟慢，一息＿＿＿＿＿＿。

（3）脉贵有根

尺脉沉取应指有力。

六、二十八部脉的脉象特征及其临床意义

（一）脉位分类

1. 浮脉

【特征】举之有余，按之不足。

【意义】主表证，亦主虚证。

2. 散脉

【特征】浮散无根，稍按则无，至数不齐。

【意义】主元气离散，脏腑之气将绝。

3. 芤脉

【特征】浮大中空，如按葱管。

【意义】主失血，伤阴。

4. 革脉

【特征】浮而搏指，中空外坚，如按鼓皮。

【意义】多主精血亏虚，如亡血，失精，半产，漏下。

5. 沉脉

【特征】举之不足，按之有余。

【意义】主里证，有力为里实，无力为里虚。

6. 伏脉

【特征】脉位深沉，推筋按骨始得，甚则伏而不见。

【意义】主里证，常见于邪闭，厥证，痛极。

7. 牢脉

【特征】沉实大弦长，轻、中取不应，沉取始得。

【意义】主阴寒内实，疝气癥瘕。

（二）脉率分类

1. 迟脉

【特征】脉来迟慢，一息不足四至。

【意义】多主____，也可见于_____证。

2. 缓脉

【特征】一息____，来去缓慢。____<____<正常。

【意义】主____，脾胃虚弱。

3. 数脉

【特征】脉来急促，一息_____。

【意义】主____，有力为____，无力为____。亦可见于_____。

4. 疾脉

【特征】脉来急疾，一息_____。

【意义】主_____，元气将脱。

（三）脉宽度分类

1. 洪脉

【特征】脉体____，充实有力，状若波涛，来__去__。

【意义】主____热盛，亦主_____。

附：大脉：脉体宽大，但无_____。可见于健康人，病理性大脉提示_____。

2. 细脉（小脉）

【特征】脉_____，但应指明显。

【意义】主_____，诸虚劳损，又主____。

（四）脉长度分类

1. 长脉

【特征】脉形长，首尾端直，超过____。

【意义】主_____，阳盛内热或"长则____"。

2. 短脉

【特征】首尾____，不及____。

【意义】有力为____，无力为____。

【意义】多主寒证，也可见于里实热证。

2. 缓脉

【特征】一息四至，来去缓慢。迟脉＜缓脉＜正常。

【意义】主湿病，脾胃虚弱。

3. 数脉

【特征】脉来急促，一息五六至。

【意义】主热证，有力为实，无力为虚。亦可见于虚阳外浮。

4. 疾脉

【特征】脉来急疾，一息七八至。

【意义】主阳极阴竭，元气将脱。

（三）脉宽度分类

1. 洪脉

【特征】脉体宽大，充实有力，状若波涛，来盛去衰。

【意义】主气分热盛，亦主邪盛正衰。

附：大脉：脉体宽大，但无脉来汹涌之势。可见于健康人，病理性大脉提示病情加重。

2. 细脉（小脉）

【特征】脉细如线，但应指明显。

【意义】主气血两虚，诸虚劳损，又主湿病。

（四）脉长度分类

1. 长脉

【特征】脉形长，首尾端直，超过本位。

【意义】主肝阳有余，阳盛内热或"长则气治"。

2. 短脉

【特征】首尾俱短，不及三部。

【意义】有力为气郁，无力为气损。

（五）脉力度分类

1. 虚脉

【特征】三部脉举之____，按之____。

【意义】主____。

2. 弱脉

【特征】极软而____。

【意义】主气血俱虚，____。

3. 微脉

【特征】极细极软，按之____，若有若无。

【意义】主气血____，阳气____。

4. 实脉

【特征】____脉举按均有力，脉_____，坚实有力。

【意义】主____。

（六）脉流利度分类

1. 滑脉

【特征】往来流利，如_____，应指圆滑。

【意义】主____，食滞，____或妇女____。

2. 动脉

【特征】脉形如____，厥厥动摇，_____。____尤为明显，且动摇不定。

【意义】主____、____。

3. 涩脉

【特征】脉细而缓，往来_____，如_____。

【意义】主____，____，气滞血瘀，____、____。

（七）脉紧张度分类

1. 弦脉

【特征】端直以长，如_____。

（五）脉力度分类

1. 虚脉

【特征】三部脉举之无力，按之空虚。

【意义】主虚证。

2. 弱脉

【特征】极软而沉细。

【意义】主气血俱虚，阳虚。

3. 微脉

【特征】极细极软，按之欲绝，若有若无。

【意义】主气血大虚，阳气衰微。

4. 实脉

【特征】三部脉举按均有力，脉来去俱盛，坚实有力。

【意义】主实证。

（六）脉流利度分类

1. 滑脉

【特征】往来流利，如盘走珠，应指圆滑。

【意义】主痰饮，食滞，实热或妇女妊娠。

2. 动脉

【特征】脉形如豆，厥厥动摇，滑数有力。关部尤为明显，且动摇不定。

【意义】主痛、惊。

3. 涩脉

【特征】脉细而缓，往来艰涩不畅，如轻刀刮竹。

【意义】主伤精，血少，气滞血瘀，夹痰，夹食。

（七）脉紧张度分类

1. 弦脉

【特征】端直以长，如按琴弦。

【意义】主_____，诸痛，____，疟疾，也可见于__
__，胃气衰败。

2. 紧脉

【特征】脉来绷急，状如_____。

【意义】主寒证，____，____。

3. 濡脉

【特征】____而细软。轻取____，重按____。

【意义】主____，又____。

（八）脉均匀度分类

1. 促脉

【特征】脉来__而时一止，止__定数。

【意义】主_____，气血、痰饮、宿食停滞，亦主
_____，阴血衰少。

2. 结脉

【特征】脉来____而时一止，止____定数。

【意义】主阴盛气结，_____。亦主_____。

3. 代脉

【特征】脉来一止，止____定数，良久方来。

【意义】主_____。亦主风证，____，七情惊恐，__
_____。

第二节　按　诊

一、按胸胁

1. 按胸部

（1）按虚里

虚里即_____，为____之所宗。

【意义】主肝胆病，诸痛，痰饮，疟疾，也可见于虚劳，胃气衰败。

2. 紧脉

【特征】脉来绷急，状如牵绳转索。

【意义】主寒证，痛证，宿食。

3. 濡脉

【特征】浮而细软。轻取即得，重按不显。

【意义】主诸虚，又主湿。

（八）脉均匀度分类

1. 促脉

【特征】脉来数而时一止，止无定数。

【意义】主阳盛实热，气血、痰饮、宿食停滞，亦主脏气虚弱，阴血衰少。

2. 结脉

【特征】脉来缓而时一止，止无定数。

【意义】主阴盛气结，寒痰血瘀。亦主气血虚衰。

3. 代脉

【特征】脉来一止，止有定数，良久方来。

【意义】主脏气衰微。亦主风证，痛证，七情惊恐，跌打损伤。

第二节 按 诊

一、按胸胁

1. 按胸部

（1）按虚里

虚里即心尖搏动处，为诸脉之所宗。

搏动剧烈，按之弹手，洪大而搏，或绝而不应者，是_____，证属____。

（2）按胸廓

叩之膨膨然，其音清者，可见于____。

（3）按乳房

①肿块形如鸡卵，边界清楚，表面光滑，推之活动而不痛者，为____。②肿块质地变硬，形状不规则，高低不平，边界不清，乳头有血性分泌物，应考虑可能为____。

2. 按胁部

①胁痛拒按，咳嗽、转体加剧，为____。②疟疾后左胁下触及痞块，按之硬者，为____。

二、按脘腹

1. 辨凉热

肤凉喜温者，属__；肤热喜凉者，属__。

2. 辨疼痛

__少腹痛，按之累累有硬块者，为宿便。

__少腹痛，按之痛甚，有包块应手者，多为肠痈。

3. 辨胀满

右__腹紧张，多见于肠痈；右__腹紧张，可见于胆石、胆胀。

4. 辨鼓胀

两手分置于腹部两侧对称位置，一手轻轻叩拍腹壁，另一手若有波动感，按之_____者为____；一手轻轻叩拍腹壁，另一手无波动感，以手叩击如_____者为____。

搏动剧烈，按之弹手，洪大而搏，或绝而不应者，是宗气衰绝，证属危候。

（2）按胸廓

叩之膨膨然，其音清者，可见于气胸。

（3）按乳房

①肿块形如鸡卵，边界清楚，表面光滑，推之活动而不痛者，为乳核。②肿块质地变硬，形状不规则，高低不平，边界不清，乳头有血性分泌物，应考虑可能为乳癌。

2. 按胁部

①胁痛拒按，咳嗽、转体加剧，为悬饮。②疟疾后左胁下触及痞块，按之硬者，为疟母。

二、按脘腹

1. 辨凉热

肤凉喜温者，属寒；肤热喜凉者，属热。

2. 辨疼痛

左少腹痛，按之累累有硬块者，为宿便。

右少腹痛，按之痛甚，有包块应手者，多为肠痈。

3. 辨胀满

右下腹紧张，多见于肠痈；右上腹紧张，可见于胆石、胆胀。

4. 辨鼓胀

两手分置于腹部两侧对称位置，一手轻轻叩拍腹壁，另一手有波动感，按之如囊裹水者为水鼓；一手轻轻叩拍腹壁，另一手无波动感，以手叩击如击鼓之膨膨然者为气鼓。

5. 辨肿块

肿块推之可移，痛无定处，聚散不定，为____，病属____分；肿块推之不移者，痛有定处，为____，病属__分。

三、按肌肤

1. 诊寒热

初按热甚，久按转轻者为热在__；久按热愈甚者为热在__。

2. 诊润燥滑涩

肌肤甲错，多血虚失荣或_____。

3. 诊疼痛

轻按即痛，在____；重按方痛，在____。

4. 诊肿胀

按之凹陷，不能即起者，为____；按之凹陷，举手即起者，为气肿。

5. 诊疮疡

①肿硬不热，根盘平塌漫肿者，属____、____；肿处灼手，根盘紧束而有压痛者，属____、____。②边硬顶软有____感而热甚者，为脓已成。

6. 诊尺肤

①尺肤部凉，多为____、____。②按尺肤窅而不起者，多为____。③尺肤粗糙如枯鱼之鳞者，多为_____，或有瘀血内阻。

5. 辨肿块

肿块推之可移，痛无定处，聚散不定，为瘕聚，病属气分；肿块推之不移者，痛有定处，为癥积，病属血分。

三、按肌肤

1. 诊寒热

初按热甚，久按转轻者为热在表；久按热愈甚者为热在里。

2. 诊润燥滑涩

肌肤甲错，多血虚失荣或瘀血日久。

3. 诊疼痛

轻按即痛，在表浅；重按方痛，在深部。

4. 诊肿胀

按之凹陷，不能即起者，为水肿；按之凹陷，举手即起者，为气肿。

5. 诊疮疡

①肿硬不热，根盘平塌漫肿者，属寒证、阴证；肿处灼手，根盘紧束而有压痛者，属热证、阳证。②边硬顶软有波动感而热甚者，为脓已成。

6. 诊尺肤

①尺肤部凉，多为泄泻、少气。②按尺肤窅而不起者，多为风水。③尺肤粗糙如枯鱼之鳞者，多为精血不足，或有瘀血内阻。

四、按手足

1. 辨寒热

①额上热甚于手心热者为____；手心热甚于额上热者为____。②手足背热甚者，多为_____；手足心热甚者，多为_____。

2. 辨病因

小儿手指尖冷主____；____独热，主外感风寒；中指指尖独冷，为____将发之兆。

四、按手足

1. 辨寒热

①额上热甚于手心热者为表热；手心热甚于额上热者为里热。②手足背热甚者，多为外感发热；手足心热甚者，多为内伤发热。

2. 辨病因

小儿手指尖冷主惊厥；中指独热，主外感风寒；中指指尖独冷，为麻疹将发之兆。

下篇 辨 证

第五章 八纲辨证

一、表里辨证

1. 表证

_____，头身疼痛，苔薄白，_____。

【要点】起病__、病情__、病程__、感受外邪。

2. 里证

排除_____及_____即为里证。

【要点】起病_____，一般病情较重、病程较长。

3. 半表半里证

_____、胸胁苦满、_____、口苦咽干、

_____。

4. 表里同病

（1）表里俱寒

头身疼痛，恶寒_____发热_____，肢冷，腹痛，吐泻，

脉迟或浮紧等。

【原因】夙有_____而表寒外束；或外感寒邪又内伤饮

食生冷。

（2）表里俱热

发热，喘而_____，咽干引饮，_____，便秘溲赤，

舌质红，舌苔黄燥或见芒刺舌，脉数等。

【原因】夙有_____，又感风热之邪。

（3）表寒里热

恶寒发热，_____，头痛，身痛，_____，心烦，便

秘溲黄，苔_____等。

【原因】表寒未解而里热已作；或有里热而表又受寒。

第五章　八纲辨证

一、表里辨证

1. 表证

恶寒（或恶风）发热，头身疼痛，苔薄白，脉浮。

【要点】起病急、病情轻、病程短、感受外邪。

2. 里证

排除表证及半表半里证即为里证。

【要点】起病可急可缓，一般病情较重、病程较长。

3. 半表半里证

寒热往来、胸胁苦满、默默不欲饮食、口苦咽干、脉弦。

4. 表里同病

（1）表里俱寒

头身疼痛，恶寒重发热轻，肢冷，腹痛，吐泻，脉迟或浮紧等。

【原因】夙有里寒而表寒外束；或外感寒邪又内伤饮食生冷。

（2）表里俱热

发热，喘而汗出，咽干引饮，烦躁谵语，便秘溲赤，舌质红，舌苔黄燥或见芒刺舌，脉数等。

【原因】夙有内热，又感风热之邪。

（3）表寒里热

恶寒发热，无汗，头痛，身痛，口渴引饮，心烦，便秘溲黄，苔黄白相兼等。

【原因】表寒未解而里热已作；或有里热而表又受寒。

（4）表热里寒

发热恶寒，＿＿＿，饮食难化，便溏溲清，舌体胖，苔略黄等。

【原因】素体阳虚，或伤于生冷，同时感受温热之邪，或表热未解，过用＿＿＿＿＿以致损伤脾胃阳气。

（5）表里俱实

＿＿＿＿＿，＿＿＿，头痛，身痛，腹部胀满，二便＿＿，脉实等。

【原因】外感寒邪未解，内有＿＿＿＿＿。

（6）表里俱虚

＿＿＿＿＿，眩晕，心悸，食少便溏，脉虚等。

【原因】气血两虚、阴阳双亏。

（7）表虚里实

＿＿＿＿＿，腹胀拒按，纳呆，便秘，苔厚等。

【原因】内有痰瘀食积，但卫气不固。

（8）表实里虚

恶寒发热，＿＿＿，头痛身痛，时或腹痛，纳少或吐，自利等。

【原因】素体虚弱，复感外邪。

5. 表里出入

（1）表邪入里

一般见于外感病的＿＿、＿＿期阶段，是病情由＿＿入＿＿，病势发展的反映。

（2）里邪出表

指里之病邪，有＿＿＿＿＿之势，一般对病情＿＿＿＿＿＿。如＿＿＿＿，温热病汗出而热退身凉。但里邪出表并不是＿＿＿＿＿＿＿＿。

（4）表热里寒

发热恶寒，汗出，饮食难化，便溏溲清，舌体胖，苔略黄等。

【原因】素体阳虚，或伤于生冷，同时感受温热之邪，或表热未解，过用寒凉药以致损伤脾胃阳气。

（5）表里俱实

恶寒发热，无汗，头痛，身痛，腹部胀满，二便不通，脉实等。

【原因】外感寒邪未解，内有痰瘀食积。

（6）表里俱虚

自汗恶风，眩晕，心悸，食少便溏，脉虚等。

【原因】气血两虚、阴阳双亏。

（7）表虚里实

自汗恶风，腹胀拒按，纳呆，便秘，苔厚等。

【原因】内有痰瘀食积，但卫气不固。

（8）表实里虚

恶寒发热，无汗，头痛身痛，时或腹痛，纳少或吐，自利等。

【原因】素体虚弱，复感外邪。

5. 表里出入

（1）表邪入里

一般见于外感病的初、中期阶段，是病情由浅入深、病势发展的反映。

（2）里邪出表

指里之病邪，有向外透达之势，一般对病情向愈有利。如麻疹外透，温热病汗出而热退身凉。但里邪出表并不是里证转化成表证。

二、寒热辨证

1. 寒证

恶寒、畏寒、肢凉、冷痛，痰、涎、涕清稀，舌淡苔白而润，脉紧或迟等。

【要点】__、__、__、__、__。

2. 热证

发热，口渴喜饮，面赤，痰、涕黄稠，溲黄便秘，舌红苔黄，脉数等。

【要点】__、__、__、__、__。

3. 寒热转化

（1）寒证化热

常见于外感寒邪未散，而机体阳气偏盛，_____；或寒湿之邪郁久化热；或过用____。

（2）热证转寒

常见于邪热毒气严重，耗伤____，转为虚寒。

__证化__，提示人体正气尚能抵御邪气。

__证化__，提示正不胜邪，病情险恶。

4. 寒热错杂

（1）_____

在同一时间内，上部表现为热，下部表现为寒。

（2）_____

同一时间内，上部表现为寒，下部表现为热。

5. 寒热真假

（1）真寒假热证

"寒极似热"，也称虚阳浮越、阴盛格阳或戴阳证。

【要点】颧红____，时隐时现；身虽热而_____；口虽渴但_____；脉虽浮大但_____。

二、寒热辨证

1. 寒证

恶寒、畏寒、肢凉、冷痛，痰、涎、涕清稀，舌淡苔白而润，脉紧或迟等。

【要点】冷、白、稀、润、静。

2. 热证

发热，口渴喜饮，面赤，痰、涕黄稠，溲黄便秘，舌红苔黄，脉数等。

【要点】热、黄、稠、燥、动。

3. 寒热转化

（1）寒证化热

常见于外感寒邪未散，而机体阳气偏盛，从阳化热；或寒湿之邪郁久化热；或过用温燥。

（2）热证转寒

常见于邪热毒气严重，耗伤阳气，转为虚寒。

寒证化热，提示人体正气尚能抗御邪气。

热证化寒，提示正不胜邪，病情险恶。

4. 寒热错杂

（1）上热下寒

在同一时间内，上部表现为热，下部表现为寒。

（2）上寒下热

同一时间内，上部表现为寒，下部表现为热。

5. 寒热真假

（1）真寒假热证

"寒极似热"，也称虚阳浮越、阴盛格阳或戴阳证。

【要点】颧红如妆，时隐时现；身虽热而反欲盖衣被；口虽渴但不欲饮；脉虽浮大但按之无力。

（2）真热假寒证

"热极似寒"，也称热极肢厥，或阳盛格阴证。

【要点】虽肢冷但不____、反____，且____必灼热；脉虽沉但_____。

三、虚实辨证

1. 虚证

神疲乏力，面色少华，畏寒肢冷，声低息微，懒言，自汗或盗汗，消瘦，颧红，舌质娇嫩，脉虚无力等。

【要点】不足、功能低下、衰退；舌嫩、脉虚无力是虚证的共性症状。

2. 实证

发热烦躁，神昏谵语，痰涎壅盛，胸闷气粗，腹胀满痛拒按，大便秘结，暴泻，里急后重，小便淋漓涩痛，舌质苍老苔厚腻，脉实有力等。

【要点】有余、亢奋；舌质苍老、脉实有力是实证的共性特点。

3. 虚实转化

（1）_____

实证由于病邪久留，损伤正气，而转为虚证。

（2）_____

正虚，脏腑功能失常，而致痰、食、血、水等凝结阻滞为患，成为因虚致实。

4. 虚实错杂

（1）_____

实邪为主，正虚为次。

（2）_____

正虚为主，实邪为次。

（2）真热假寒证

"热极似寒"，也称热极肢厥，或阳盛格阴证。

【要点】虽肢冷但不恶寒、反恶热，且胸腹必灼热；脉虽沉但必数而有力。

三、虚实辨证

1.虚证

神疲乏力，面色少华，畏寒肢冷，声低息微，懒言，自汗或盗汗，消瘦，颧红，舌质娇嫩，脉虚无力等。

【要点】不足、功能低下、衰退；舌嫩、脉虚无力是虚证的共性症状。

2.实证

发热烦躁，神昏谵语，痰涎壅盛，胸闷气粗，腹胀满痛拒按，大便秘结，暴泻，里急后重，小便淋漓涩痛，舌质苍老苔厚腻，脉实有力等。

【要点】有余、亢奋；舌质苍老、脉实有力是实证的共性特点。

3.虚实转化

（1）因实致虚

实证由于病邪久留，损伤正气，而转为虚证。

（2）因虚致实

正虚，脏腑功能失常，而致痰、食、血、水等凝结阻滞为患，成为因虚致实。

4.虚实错杂

（1）实证夹虚

实邪为主，正虚为次。

（2）虚证夹实

正虚为主，实邪为次。

（3）虚实并重

正虚与邪实均十分明显，病情_____。

5. 虚实真假

（1）真虚假实证

"至虚有____"。

（2）真实假虚证

"大实有____"。

（3）虚实真假辨别要点

①脉象，尤以____之象为真谛。②____。③_____的高亮与低怯。④体质、病因、病程、病史等。

四、阴阳辨证

1. 阳虚证

_____、面色白、便溏尿清或尿少浮肿、舌____、脉_____等。

2. 阴虚证

_____、_____、小便短黄、大便干结、舌_____、脉____等。

3. 亡阳证

面色苍白、_____、_____、四肢厥冷、_____等。见于危重患者。

4. 亡阴证

汗出如__、身灼肢温、神昏或神情烦躁、_____、舌____、脉_____等。见于疾病危重阶段。

（3）虚实并重

正虚与邪实均十分明显，病情比较沉重。

5. 虚实真假

（1）真虚假实证

"至虚有盛候"。

（2）真实假虚证

"大实有羸状"。

（3）虚实真假辨别要点

①脉象，尤以沉取之象为真谛。②舌象。③言语发声的高亮与低怯。④体质、病因、病程、病史等。

四、阴阳辨证

1. 阳虚证

畏寒肢凉、面色白、便溏尿清或尿少浮肿、舌淡胖、脉迟无力等。

2. 阴虚证

潮热颧红、五心烦热、小便短黄、大便干结、舌红少苔、脉细数等。

3. 亡阳证

面色苍白、大汗淋漓、汗冷质稀、四肢厥冷、脉微欲绝等。见于危重患者。

4. 亡阴证

汗出如油、身灼肢温、神昏或神情烦躁、面色赤、舌干燥、脉细数疾等。见于疾病危重阶段。

第六章　病因辨证

1. 风淫证

____，____，咽痒，脉浮缓，或突起____、____，肌肤____，肌肉强直，关节_____疼痛等。

2. 寒淫证

恶寒肢冷，_____，舌苔白润，脉_____。

3. 暑淫证

__季发热，口渴喜饮，____，心烦，_____，尿黄。

4. 湿淫证

困重，闷胀，酸楚，苔____，脉____或细。

5. 燥淫证

秋季或干燥环境中，口唇、鼻咽、皮肤干燥，____。

6. 火淫证

发热微恶寒或____，渴喜冷饮，出血，局部_____
__，舌____，苔黄而干，脉_____。

第六章　病因辨证

1. 风淫证

恶风，汗出，咽痒，脉浮缓，或突起瘙痒、风团，肌肤麻木，肌肉强直，关节游走性疼痛等。

2. 寒淫证

恶寒肢冷，局部冷痛，舌苔白润，脉紧或迟有力。

3. 暑淫证

夏季发热，口渴喜饮，汗多，心烦，气短神疲，尿黄。

4. 湿淫证

困重，闷胀，酸楚，苔腻浊，脉濡缓或细。

5. 燥淫证

秋季或干燥环境中，口唇、鼻咽、皮肤干燥，干咳。

6. 火淫证

发热微恶寒或壮热，渴喜冷饮，出血，局部痈肿疮疡，舌红绛，苔黄而干，脉数有力。

第七章　气血津液辨证

一、气病辨证

1. 气虚证

神疲乏力，少气懒言，____，____时加剧，脉__。

2. 气陷证

坠胀，____下垂＋气虚证。

3. 气脱证

气息微弱欲绝，_____，_____，脉微。

4. 气滞证

胀闷、疼痛，脉____，常与____相关。

5. 气逆证

咳喘，____，嗳气，____。

6. 气闭证

突然____，绞痛，____不通，呼吸气粗。

二、血病辨证

1. 血虚证

面、唇、眼睑____，头晕眼花，____失眠，舌淡脉细。

2. 血瘀证

痛如____，痛_____，肿块，出血，唇、舌、甲____，脉____。

3. 血热证

急性出血，血色____质____，身热口渴，局部红肿热痛，舌____，脉____。

第七章　气血津液辨证

一、气病辨证

1. 气虚证
神疲乏力，少气懒言，自汗，活动时加剧，脉虚。
2. 气陷证
坠胀，内脏下垂 + 气虚证。
3. 气脱证
气息微弱欲绝，汗出不止，二便失禁，脉微。
4. 气滞证
胀闷、疼痛，脉弦，常与情志相关。
5. 气逆证
咳喘，呃逆，嗳气，呕吐。
6. 气闭证
突然昏厥，绞痛，二便不通，呼吸气粗。

二、血病辨证

1. 血虚证
面、唇、眼睑淡白，头晕眼花，心悸失眠，舌淡脉细。
2. 血瘀证
痛如针刺，痛有定处，肿块，出血，唇、舌、甲青紫，脉涩。
3. 血热证
急性出血，血色鲜红质稠，身热口渴，局部红肿热痛，舌红绛，脉数有力。

4.血寒证
局部_____，肤色紫暗，_____，脉沉迟涩
或__。

三、气血兼病辨证

1._____证
气虚＋血瘀。
2._____证
气滞＋血瘀。
3._____证
气虚＋血虚。
4.气不摄血证
____＋__。
5.气随血脱证
_____＋_____。

四、津液病辨证

1.津液亏虚证
口、咽、唇、鼻、舌、皮肤____，尿__便__。
2.津液内停证
（1）痰证
咳吐____，_____，呕恶，包块，苔__，脉__。
（2）饮证
咳痰清稀量多，呕吐_____，胃脘_____，胸
胁积水，苔____，脉____。
（3）水停证
____，_____，舌体胖大，苔白滑。
（4）内湿证
闷胀，____，脉____或细。

4. 血寒证

局部冷痛拘急，肤色紫暗，形寒肢冷，脉沉迟涩或紧。

三、气血兼病辨证

1. 气虚血瘀证

气虚＋血瘀。

2. 气滞血瘀证

气滞＋血瘀。

3. 气血两虚证

气虚＋血虚。

4. 气不摄血证

出血＋气虚。

5. 气随血脱证

大出血＋亡阳证。

四、津液病辨证

1. 津液亏虚证

口、咽、唇、鼻、舌、皮肤干燥，尿少便干。

2. 津液内停证

（1）痰证

咳吐痰多，胸闷脘痞，呕恶，包块，苔腻，脉滑。

（2）饮证

咳痰清稀量多，呕吐清水痰涎，胃脘有振水声，胸胁积水，苔滑，脉弦。

（3）水停证

浮肿，小便不利，舌体胖大，苔白滑。

（4）内湿证

闷胀，腻浊，脉濡缓或细。

第八章　脏腑辨证

一、心与小肠的病证

1. 心气虚证

____+气虚。

2. 心阳虚证

心悸怔忡,____或____+阳虚。

3. 心阳暴脱证

心胸_____+亡阳。

证候	相同	不同
心气虚	心悸怔忡,胸闷气短,活动后加重,自汗	面色淡白或㿠白,舌淡苔白,脉虚
心阳虚		_____,心痛,面色㿠白或晦暗,舌淡胖苔白滑,脉微细
心阳暴脱		突然_____,_____,呼吸微弱,面色苍白,或____暴作,口唇青紫,神志模糊或昏迷,舌淡或淡紫,脉微欲绝

4. 心脉痹阻证

心悸怔忡,心胸憋闷作痛,痛引肩背内臂,时作时止。

第八章　脏腑辨证

一、心与小肠的病证

1. 心气虚证
心悸＋气虚。
2. 心阳虚证
心悸怔忡，胸闷或心痛＋阳虚。
3. 心阳暴脱证
心胸憋闷疼痛＋亡阳。

证候	相同	不同
心气虚	心悸怔忡，胸闷气短，活动后加重，自汗	面色淡白或㿠白，舌淡苔白，脉虚
心阳虚		畏寒肢冷，心痛，面色㿠白或晦暗，舌淡胖苔白滑，脉微细
心阳暴脱		突然冷汗淋漓，四肢厥冷，呼吸微弱，面色苍白，或胸痛暴作，口唇青紫，神志模糊或昏迷，舌淡或淡紫，脉微欲绝

4. 心脉痹阻证
心悸怔忡，心胸憋闷疼痛，痛引肩背内臂，时作时止。

病因	常见症状	症状特点
瘀阻心脉	心悸怔忡，心胸憋闷作痛，痛引肩背或内壁，时作时止	痛如____，舌紫暗或见瘀斑、瘀点，脉____或结代
痰阻心脉		胸痛特甚，____，身重困倦，舌苔____，脉____
寒凝心脉		突发剧痛，得__痛减，____，舌淡苔白，脉____或沉紧
气滞心脉		__痛，善____，发作往往与_____因素有关，脉__

5. 心血虚证

____，____，健忘 + 血虚证。

6. 心阴虚证

心悸心烦，_____+ 阴虚证。

7. 心火亢盛证

____表现（烦躁、失眠、狂、昏等）、舌脉（舌__红、口舌____、脉数有力）+ 实热证。

8. 痰蒙心神证

_____+ 痰浊内盛。

9. 痰火扰神证

外感：高热，____，神昏；内伤：____，____，神志狂乱。

10. 小肠实热证

_____+ 心火炽盛。

二、肺与大肠的病证

1. 肺气虚证

咳喘____，咳痰____+ 气虚证。

病因	常见症状	症状特点
瘀阻心脉	心悸怔忡，心胸憋闷作痛，痛引肩背或内壁，时作时止	痛如针刺，舌紫暗或见瘀斑、瘀点，脉细涩或结代
痰阻心脉		胸痛特甚，体胖痰多，身重困倦，舌苔白腻，脉沉滑
寒凝心脉		突发剧痛，得温痛减，畏寒肢冷，舌淡苔白，脉沉迟或沉紧
气滞心脉		胀痛，善太息，发作往往与情志因素有关，脉弦

5. 心血虚证

心悸，失眠，健忘＋血虚证。

6. 心阴虚证

心悸心烦，失眠多梦＋阴虚证。

7. 心火亢盛证

神志表现（烦躁、失眠、狂、昏等）、舌脉（舌尖红、口舌生疮、脉数有力）＋实热证。

8. 痰蒙心神证

神志异常＋痰浊内盛。

9. 痰火扰神证

外感：高热，痰盛，神昏；内伤：心烦，失眠，神志狂乱。

10. 小肠实热证

小便赤涩灼痛＋心火炽盛。

二、肺与大肠的病证

1. 肺气虚证

咳喘无力，咳痰清稀＋气虚证。

2. 肺阴虚证

＿＿＿＿＿＿＿或痰少而黏＋阴虚证。

3. 风寒束肺证

咳嗽＿＿＿，痰白清稀＋风寒表证。

4. 风热犯肺证

咳嗽，咳痰＿＿＿＋风热表证。

5. 燥邪犯肺证

干咳或痰少而＿＿＿、＿＿＿，口鼻＿＿＿＋轻微表证。

6. 肺热炽盛证

咳喘＿＿＿，咽喉＿＿＿＋里实热证。

7. 痰热壅肺证

咳喘，咳痰＿＿＿或＿＿＿＿＿痰＋里实热证。

8. 痰湿阻肺证（寒饮阻肺）

咳喘哮鸣，咳痰量多清稀＋实寒证。

9. 大肠湿热证

下痢＿＿＿＿＿或暴泻，腹痛，＿＿＿＿＿＋湿热证（苔＿＿＿，脉＿＿＿）。

10. 肠燥津亏证

＿＿＿＿＿＋津亏证。

11. 大肠虚寒证

泄泻无度，大便＿＿＿＋虚寒证。

三、脾与胃的病证

1. 脾气虚证

腹胀，胃脘隐痛，＿＿＿，＿＿＿＋气虚证。

2. 脾虚气陷证

脘腹坠胀，＿＿＿＿＿，＿＿＿＿＿＋脾气虚。

2. 肺阴虚证

干咳无痰或痰少而黏 + 阴虚证。

3. 风寒束肺证

咳嗽气喘，痰白清稀 + 风寒表证。

4. 风热犯肺证

咳嗽，咳痰黄 + 风热表证。

5. 燥邪犯肺证

干咳或痰少而黏、难咯，口鼻干燥 + 轻微表证。

6. 肺热炽盛证

咳喘气急，咽喉肿痛 + 里实热证。

7. 痰热壅肺证

咳喘，咳痰黄稠或脓血腥臭痰 + 里实热证。

8. 痰湿阻肺证（寒饮阻肺）

咳喘哮鸣，咳痰量多清稀 + 实寒证。

9. 大肠湿热证

下痢脓血黏液或暴泻，腹痛，里急后重 + 湿热证（苔黄腻，脉滑数）。

10. 肠燥津亏证

便秘粪燥 + 津亏证。

11. 大肠虚寒证

泄泻无度，大便失禁 + 虚寒证。

三、脾与胃的病证

1. 脾气虚证

腹胀，胃脘隐痛，纳呆，便溏 + 气虚证。

2. 脾虚气陷证

脘腹坠胀，久泻久痢，内脏下垂 + 脾气虚。

3.脾阳虚证
脘腹_____，喜暖喜按＋脾（胃）气虚。

4.脾不统血证
_____＋脾气虚。

证型	相同	不同	舌	脉
脾气虚	纳呆腹胀，食后胀甚，便溏肢倦，少气懒言，面色萎黄，或白无华	或____，或____	舌淡苔白	缓弱
脾阳虚		脘腹隐痛，喜温喜按，肢冷畏寒，或泛吐__，或尿少浮肿，或带下____	舌淡胖有____，苔白滑	沉迟无力
脾虚气陷		脘腹坠胀，便意频数，肛门____，或久泻久痢，__，或胃、肾、子宫、眼睑____，或小便_____	舌淡苔白	弱
脾不统血		便血，尿血，肌衄，齿衄，或妇女_____、____	舌淡苔白	细弱

5.寒湿困脾证
脘腹胀痛，_____＋寒湿证（舌____苔____，脉____）。

6.湿热蕴脾证
脘腹痞胀，_____＋湿热证。

7.胃阴虚证
胃脘_____，_____＋阴虚证。

3. 脾阳虚证
脘腹冷痛绵绵，喜暖喜按 + 脾（胃）气虚。
4. 脾不统血证
慢性出血 + 脾气虚。

证型	相同	不同	舌	脉
脾气虚	纳呆腹胀，食后胀甚，便溏肢倦，少气懒言，面色萎黄或白无华	或浮肿，或消瘦	舌淡苔白	缓弱
脾阳虚		脘腹隐痛，喜温喜按，肢冷畏寒，或泛吐清水，或尿少浮肿，或带下清稀	舌淡胖有齿痕，苔白滑	沉迟无力
脾虚气陷		脘腹坠胀，便意频数，肛门重坠，或久泻久痢，脱肛，或胃、肾、子宫、眼睑下垂，或小便混浊如米泔	舌淡苔白	弱
脾不统血		便血，尿血，肌衄，齿衄，或妇女月经过多、崩漏	舌淡苔白	细弱

5. 寒湿困脾证
脘腹胀痛，呕恶便溏 + 寒湿证（舌淡胖苔白腻，脉濡缓）。
6. 湿热蕴脾证
脘腹痞胀，口苦厌食 + 湿热证。
7. 胃阴虚证
胃脘隐隐灼痛，饥不欲食 + 阴虚证。

8. 胃阳虚证（胃虚饮停证）

胃脘胀满伴_____ + 虚寒证。

9. 胃火炽盛证

胃脘_____，____肿痛溃烂 + 实热证。

10. 食滞胃脘证

胃脘胀痛，_____，厌食。

四、肝与胆的病证

1. 肝血虚证

____、____、筋脉失养或____失充 + 血虚证。

2. 肝阴虚证

两目、筋脉、____失养 + 阴虚内热。

3. 肝郁气滞证

_____，肝经循行部位胀痛或妇女_____。

4. 肝火炽盛证

火热炽盛于肝经循行部位（__、__、__、__等）。

5. 肝阳上亢证

头目____，头重脚轻 + 腰膝酸软（肾虚）。

6. 肝风内动证

（1）肝阳化风证

肝阳上亢 + 突发____之象或见____，_____。

（2）_____证

高热 + 动风。

（3）_____证

动风 + 阴虚。

（4）_____证

动风 + 血虚。

8.胃阳虚证（胃虚饮停证）
胃脘胀满伴振水音＋虚寒证。
9.胃火炽盛证
胃脘灼痛拒按，牙龈肿痛溃烂＋实热证。
10.食滞胃脘证
胃脘胀痛，嗳腐吞酸，厌食。

四、肝与胆的病证

1.肝血虚证
两目、爪甲、筋脉失养或冲任失充＋血虚证。
2.肝阴虚证
两目、筋脉、胁络失养＋阴虚内热。
3.肝郁气滞证
情志抑郁，肝经循行部位胀痛或妇女月经失调。
4.肝火炽盛证
火热炽盛于肝经循行部位（头、目、耳、胁等）。
5.肝阳上亢证
头目胀痛，头重脚轻＋腰膝酸软（肾虚）。
6.肝风内动证
（1）肝阳化风证
肝阳上亢＋突发风动之象或见昏倒，半身不遂。
（2）热极生风证
高热＋动风。
（3）阴虚动风证
动风＋阴虚。
（4）血虚生风证
动风＋血虚。

证候	性质	主症	兼症	舌象	脉象
肝阳化风	———	眩晕欲仆，头摇肢颤，____，或舌强不语	头痛项强，手足____，步履____	舌红，苔白或腻	弦而__
热极生风	实热证	手足抽搐，颈项强直，_____，_____，____	高热神昏，____	舌质____	弦__
阴虚动风	虚证	手足____	午后潮热，五心烦热，口咽干燥，形体消瘦	舌红____	弦__
血虚生风	虚证	手足____，肌肉____，肢体____，关节____	____，面白无华	舌淡，苔白	弦__

7. 肝胆湿热证

____胀痛，纳呆呕恶，身目____，____疾患＋湿热证。

8. 寒滞肝脉证

少腹、____或____冷痛＋寒证。

9. 胆郁痰扰证

____失眠，____＋痰热内蕴。

证候	性质	主症	兼症	舌象	脉象
肝阳化风	上实下虚	眩晕欲仆，头摇肢颤，言语謇涩或舌强不语	头痛项强，手足麻木，步履不正	舌红，苔白或腻	弦而有力
热极生风	实热证	手足抽搐，颈项强直，角弓反张，两目上视，牙关紧闭	高热神昏，烦躁如狂	舌质红绛	弦数
阴虚动风	虚证	手足蠕动	午后潮热，五心烦热，口咽干燥，形体消瘦	舌红少津	弦细数
血虚生风	虚证	手足震颤，肌肉瞤动，肢体麻木，关节拘急不利	眩晕耳鸣，面白无华	舌淡，苔白	弦细

7.肝胆湿热证

胁肋胀痛，纳呆呕恶，身目发黄，阴部疾患＋湿热证。

8.寒滞肝脉证

少腹、阴部或颠顶冷痛＋寒证。

9.胆郁痰扰证

惊悸失眠，眩晕＋痰热内蕴。

五、肾与膀胱的病证

1. 肾精不足证
小儿＿＿＿＿＿＿＿＿＿＿，成人＿＿＿＿＿＿＿＿＿及早衰。

2. 肾阴虚证
＿＿＿＿耳鸣，男子＿＿＿＿，女子＿＿＿＿＿＿＿＋阴虚证。

3. 肾阳虚证
腰膝＿＿＿＿，＿＿＿＿＿＿＿下降＋虚寒证。

4. 肾气不固证
腰膝酸软，小便＿＿＿＿，滑＿＿＿＿，滑＿＿＿＿，带下
＿＿＿＿＿＿＿＋气虚证。

5. 肾虚水泛证
水肿，＿＿＿＿＿＿＿肿，小便＿＿＿＿＋肾阳虚。

6. 膀胱湿热证
尿＿＿＿＿，尿＿＿＿＿，尿＿＿＿＿，尿短黄＋湿热证。

六、脏腑兼证

1. 心肾不交证
＿＿＿＿＿＿＿，＿＿＿＿＿＿＿，遗精，梦交＋阴虚证。

2. 心肾阳虚证
心悸怔忡，＿＿＿＿＿＿＿＋虚寒证。

3. 心肺气虚证
心悸＿＿＿＿，胸闷气短＋气虚证。

4. 心脾两虚证
心悸失眠，＿＿＿＿＿＿＿，慢性＿＿＿＿＋气血两虚。

5. 心肝血虚证
心悸健忘，＿＿＿＿＿＿＿，目、筋、爪甲＿＿＿＿＋血虚证。

五、肾与膀胱的病证

1. 肾精不足证
小儿生长发育迟缓，成人生殖功能低下及早衰。
2. 肾阴虚证
腰酸耳鸣，男子遗精，女子月经失调 + 阴虚证。
3. 肾阳虚证
腰膝冷痛，生殖能力下降 + 虚寒证。
4. 肾气不固证
腰膝酸软，小便失摄，滑精，滑胎，带下清稀量多 + 气虚证。
5. 肾虚水泛证
水肿，腰以下肿，小便不利 + 肾阳虚。
6. 膀胱湿热证
尿频，尿急，尿道灼痛，尿短黄 + 湿热证。

六、脏腑兼证

1. 心肾不交证
心悸失眠，腰膝酸软，遗精，梦交 + 阴虚证。
2. 心肾阳虚证
心悸怔忡，浮肿尿少 + 虚寒证。
3. 心肺气虚证
心悸咳喘，胸闷气短 + 气虚证。
4. 心脾两虚证
心悸失眠，食少便溏，慢性出血 + 气血两虚。
5. 心肝血虚证
心悸健忘，失眠多梦，目、筋、爪甲失养 + 血虚证。

6. 肺脾气虚证

食少便溏，_____，_____＋气虚证。

7. 肺肾阴虚证

_____，腰膝酸软，遗精，_____＋虚热证。

8. 肝肾阴虚证

头晕耳鸣，_____，腰膝酸软，遗精，经少＋虚
热证。

9. 肝火犯肺证

____或____，胸胁灼痛，急躁易怒＋实热证。

10. 肝郁脾虚证

胸胁胀满窜痛，善____，_____。

11. 肝胃不和证

____、____胀痛或窜痛，嗳气呃逆。

12. 脾肾阳虚证

腰腹冷痛，_____，____＋虚寒证。

6. 肺脾气虚证

食少便溏，咳喘气短，痰多质稀＋气虚证。

7. 肺肾阴虚证

干咳痰少，腰膝酸软，遗精，月经不调＋虚热证。

8. 肝肾阴虚证

头晕耳鸣，胁肋胀痛，腰膝酸软，遗精，经少＋虚热证。

9. 肝火犯肺证

咳嗽或咯血，胸胁灼痛，急躁易怒＋实热证。

10. 肝郁脾虚证

胸胁胀满窜痛，善太息，腹胀纳呆便溏。

11. 肝胃不和证

胃脘、胁肋胀痛或窜痛，嗳气呃逆。

12. 脾肾阳虚证

腰腹冷痛，久泻久痢，浮肿＋虚寒证。

第九章 其他辨证方法

第一节 六经辨证

一、太阳病证

1. 太阳病提纲
恶寒，_____，脉__。
2. 太阳经证
（1）太阳中风证
____，发热，____，脉____。
（2）太阳伤寒证
恶寒，____，头身疼痛，脉____。
3. 太阳腑证
（1）太阳蓄水证
少腹满，小便____，渴欲饮水＋发热，脉__。
（2）太阳蓄血证
少腹急结，小便____，如_____。

二、阳明病证

1. 阳明病提纲
身热，不____，反____，汗自出，脉大。
2. 阳明经证
____、____、____、____——"四大症状"。
3. 阳明腑证
_____热，手足_____，大便秘结，腹满硬痛，
舌苔____，脉____。

第九章　其他辨证方法

第一节　六经辨证

一、太阳病证

1. 太阳病提纲
恶寒，头项强痛，脉浮。
2. 太阳经证
（1）太阳中风证
恶风，发热，汗出，脉浮缓。
（2）太阳伤寒证
恶寒，无汗，头身疼痛，脉浮紧。
3. 太阳腑证
（1）太阳蓄水证
少腹满，小便不利，渴欲饮水＋发热，脉浮。
（2）太阳蓄血证
少腹急结，小便自利，如狂或发狂。

二、阳明病证

1. 阳明病提纲
身热，不恶寒，反恶热，汗自出，脉大。
2. 阳明经证
大热、大汗、大渴、脉洪大——"四大症状"。
3. 阳明腑证
日晡潮热，手足濈然汗出，大便秘结，腹满硬痛，舌苔黄燥，脉沉实。

三、少阳病证

_____，_____，____，____，目眩，脉弦。

四、太阴病证

腹满时痛，_____，____等虚寒之象。

五、少阴病证

1. 少阴寒化证
无热恶寒，但____，肢厥，下利，脉____。
2. 少阴热化证
_____ + 阴虚证。

六、厥阴病证

消渴，气_____，心中疼热，饥而不欲食，食则
____。

七、六经病证的传变形式

1. 传经
_____、越经传、_____。
2. ____
两经或三经的病证同时出现。
3. ____
一经病证未罢，又出现另一经病证。
4. 直中
伤寒病初起，病邪不从阳经传入，直接侵袭____。

三、少阳病证

寒热往来，胸胁苦满，口苦，咽干，目眩，脉弦。

四、太阴病证

腹满时痛，食不下，自利等虚寒之象。

五、少阴病证

1. 少阴寒化证
无热恶寒，但欲寐，肢厥，下利，脉微细。
2. 少阴热化证
心烦不得眠＋阴虚证。

六、厥阴病证

消渴，气上冲心，心中疼热，饥而不欲食，食则吐蛔。

七、六经病证的传变形式

1. 传经
循经传、越经传、表里传。
2. 合病
两经或三经的病证同时出现。
3. 并病
一经病证未罢，又出现另一经病证。
4. 直中
伤寒病初起，病邪不从阳经传入，直接侵袭三阴经。

第二节 卫气营血辨证

一、卫分证

发热，微恶风寒，舌边尖红，脉____。

二、气分证

发热，不____反____，舌红苔黄，脉_____。

三、营分证

_____，心烦或谵语，舌____，脉____。

四、血分证

身热夜甚，_____，斑疹紫暗，_____，舌深绛，脉细数。

第三节 三焦辨证

一、上焦病证

温热之邪侵袭____、陷入____。

二、中焦病证

温热之邪侵袭____，邪从____或邪从____。

三、下焦病证

温热之邪犯及下焦，劫灼_____。

第二节　卫气营血辨证

一、卫分证

发热，微恶风寒，舌边尖红，脉浮数。

二、气分证

发热，不恶寒反恶热，舌红苔黄，脉数有力。

三、营分证

身热夜甚，心烦或谵语，舌红绛，脉细数。

四、血分证

身热夜甚，昏狂谵妄，斑疹紫暗；出血动风，舌深绛，脉细数。

第三节　三焦辨证

一、上焦病证

温热之邪侵袭肺卫、陷入心包。

二、中焦病证

温热之邪侵袭脾胃，邪从燥化或邪从湿化。

三、下焦病证

温热之邪犯及下焦，劫灼肝肾之阴。